心理職のための産業保健入門

編著
小山文彦

金剛出版

はじめに

　はじめての街へ引っ越して，暮らし始めた時のことを思い起こしてみてください。最寄りの駅，職場までの経路，買い物をする店，役所や病院は何処にあるだろう……。今ならインターネットが頼りになりますが，やはり自分の足で歩き，時には道に迷いながらもたどり着くことで，だんだん「土地勘」がついていきます。道ゆく人と挨拶を交わし，知り合いや友人も増え，街に馴染んでいきます。そんなふうに新生活が充実してきた記憶が，筆者には幾つかあります。

　心理職の皆さんが，これから初めて職場の健康管理（産業保健）に携わるにあたり，まず，「職場」とはどんなところなのか，について知っていただければと思います。この後（viページ）に示した，"産業保健にかかわる組織・人物連携相関図"は，いわば新しい街の地図のようなもので，どこにどんな役割の担い手がいるのか，そこに皆さんが訪れていく「歩き方」の最初のヒントにしていただければと思います。現在の産業保健は，働く人々の健康管理にあわせて，職場・作業環境の安全・衛生面のレベルアップや職場全体のパフォーマンスの向上にも寄与するようになりました。具体的には，ストレスチェックや健康教育などの不調予防から，職場内の人間関係の調整，休職・復職に係る問題や両立支援，健康経営上の課題等々，広く充実をみせています。心理職の皆さんが，このような多彩なエリアでご活躍いただけることを願い，応援したい，との思いから，本書は生まれました。

　職場という，いわば新天地には，医療や心理臨床に特化した機関とは異なる決まりごとや習わしもあり，それらに関連する法規もさまざま存在します。また，患者さんやクライエントとの個別の関係性とは別次元の職制や職場環境との関わりを求められることも少なくありません。本書は，このような産業保健の世界で，多くの実践的な経験知を持つ専門職によって綴られています。臨床心理士，公認心理師，精神保健福祉士，産業医，臨床医，産業看護職（保健師，

看護師），社会保険労務士などの多職種の視点から，豊富な解説とアドバイスが盛り込まれているため，心理職の方のみならず，今から産業保健を学ぶ方々にもお読みいただける内容となっています。産業保健領域に特有の用語や概念については，できるだけわかりやすい解説に努め，現場での具体例や知っておきたい関連事項，さらに学べる引用・参考文献も可能な限りお示ししています。また，各執筆者が自ら学びを深めた事例検討や，産業保健と関連する機関・学会等をまとめた"お役立ちガイド"も巻末に収めました。

　このような特徴を持つ本書が，心理職等の皆さんの産業保健領域における活動の一助となれれば，この上ありません。

　2021年　秋

編著者 小山文彦

●産業保健にかかわる組織・人物連携相関図

社内

事業者（経営層）

人事部／総務部

人事労務担当者
★衛生管理者　・社会保険労務士
・キャリアコンサルタント
などの資格所持者も所属
★**心理職**

各事業部／部署

上司（管理監督者）
従業員
（各部署内にも，安全衛生
推進者や衛生管理者がいる）

健康管理室
（人事部／総務部の
管轄下にあることが多い）

★産業医　★保健師／看護師
★**心理職**
★管理栄養士／栄養士
事務スタッフ

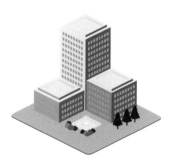

連携

安全衛生委員会
（メンバーは部署の垣根を越えて構成されている）

・総括安全衛生管理者（経営層や統括産業医が務めている場合が多い）
・労働衛生コンサルタント　・労働安全コンサルタント
・安全管理者　★衛生管理者　★産業医
★安全衛生推進者　・社員の代表者
★**心理職**

★＝事業場内産業保健スタッフ

＊心理職：臨床心理士・公認心理師・産業カウンセラー・精神保健福祉士などを想定
＊各資格職については，社外の専門職として嘱託契約している場合もある

連携

社外

健康保険組合

※企業内に存在する場合もある

医療機関

・病院（主治医，看護職，**心理職**，両立支援SW など）
・健診機関　・EAP 機関（医師，**心理職**）
・リワーク機関（医師，**心理職**）
・歯科医院（歯科医：ストレスチェック実施者）

産業保健支援機関

・産業保健総合支援センター
　（医師，各種コンサルタント，
　看護職，**心理職**）
・地域産業保健センター

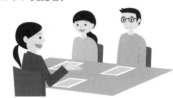

● 産業心理職の所属先例一覧

心理職

人事部／総務部

健康管理室

社内

EAP 機関　　　　　　　＊社内に設置されている場合もある

リワーク機関　　　　　　＊社内に設置されている場合もある

病院内（両立支援SW）

産業保健支援機関

社外

執筆分担一覧（五十音順）

岩崎明夫（いわさき あきお）
産業医科大学 産業生態科学研究所 作業関連疾患予防学研究室 非常勤助教。医師。
［担当］第4章／第8章－4（❶－（5）以外），7／コラム10

石見忠士（いわみ ただし）
こころの耳運営事務局 事務局長。公認心理師，キャリアコンサルタント。
［担当］第8章－2

小山文彦（こやま ふみひこ）編著者
東邦大学 医療センター佐倉病院 産業精神保健 職場復帰支援センター長・教授。医師。
［担当］はじめに／第1章／第5章（1－❹を除く）／第6章／第8章－4－❶－（5），5，9－❷／第9章－1／第10章－4／第11章－事例7／コラム1，8／付録

重山三香子（しげやま みかこ）
特定非営利活動法人NPOあおぞら 副理事長。精神保健福祉士，公認心理師。
［担当］第2章－2／第8章－3序文，❶－（3）・(4)，❷－（4），8／第10章－2，3／第11章－事例1，事例2／コラム9，13

田中希実子（たなか きみこ）
独立行政法人労働者健康安全機構 東京産業保健総合支援センター 産業保健専門職。保健師。
［担当］第2章－1／第8章－3－❶－（1）・(2)・(5)・(6)・(7)，❷－（1）・(2)・(3)，9－❶／第9章－2／第11章－事例3／コラム2，3，11，12

中村 有（なかむら ゆう）
駿河台大学 心理学部 准教授。臨床心理士，公認心理師。
［担当］第7章／第8章－1，9－❸，❹／第11章－事例4，事例5，事例6

宮沢佳子（みやざわ よしこ）
佳子社労士事務所 代表。特定社会保険労務士，公認心理師。
［担当］第3章／第5章－1－❹／第8章－6／第10章－1／コラム4，5，6，7

目　次

第Ⅰ部
心理臨床と一味違う!?
産業保健の世界

心理臨床と一味違う!?
産業保健の世界

第1章

職域で働く心理職は
「産業保健スタッフ」の一員！

1. 産業保健とは？

　産業保健とは，働く人々の生きがいと労働生産性の向上に寄与することを目的とした活動です。職場では，産業医，産業看護職（保健師・看護師），衛生管理者，安全衛生推進者・衛生推進者等が活動し，職場外から労働衛生コンサルタント，作業環境測定士等が協力，支援します。産業保健については，1950年にILO／WHO（国際労働機関／世界保健機関）の合同委員会により，次のように定義づけられています（産業医学振興財団, n.d.）。

産業保健の目的

　産業保健は以下のことを目指すべきである。すべての職業における労働者の身体的，精神的及び社会的健康を最高度に維持，増進させること，労働者のうちで労働条件に起因する健康からの逸脱を予防すること，雇用中の労働者を健康に不利な条件に起因する危険から保護すること，労働者の生理学的，心理学的能力に適合する職業環境に労働者を配置し，維持すること，以上を要約すれば，作業を人に，また，人をその仕事に適合させることである。
　産業保健における主要な焦点は3つの異なった目的に絞られる。①労働者の健康と作業能力の維持と増進，②安全と健康をもたらすように作業環境と作業の改善，そして，③作業における健康と安全を支援し，そのことによって，よい社会

的雰囲気づくりと円滑な作業行動を促進し，そして事業の生産性を高める方向に，作業組織と作業文化を発展させること，このような関係において，作業文化という概念が意図するところは，当該企業が採択した不可欠の価値体系を反映することを意味する。実際面では，このような文化は，企業の経営システム，人事方針，品質管理に反映される。

髙田勗（1999）ILO／WHOの労働衛生（Occupational Health）の新しい定義（1995年4月）の解説．産業医学ジャーナル 22；10-15.
堀口俊一（2002）産業衛生の目的．In：日本産業衛生学会近畿地方会 編：産業医学実践講座．南江堂.

◉ **文献**

産業医学振興財団（n.d.）産業保健の目的．（https://www.zsisz.or.jp/insurance/2010-03-27-06-05-14.html ［2021年5月5日閲覧]）

2. 産業保健スタッフとは？

　これに関連して，産業保健スタッフとは，産業医，衛生管理者，安全衛生担当者を含めた，産業保健に関わるスタッフ全員の総称です【参照 はじめに－相関図】。労働安全衛生法の中で産業産保健スタッフについて法的な裏づけがあるのは産業医と衛生管理者のみですが，産業保健現場で職場の安全衛生に係るスタッフは，産業医と衛生管理者だけではありません。

　「産業保健スタッフ」というひとつのチームを考えた場合，作業環境，職場環境をより良くしていくために専門的な見地から協力，支援し，技能を発揮するスタッフが強力な一員となります。ストレスチェック制度の実施者が産業医のみでなくなった現在，心理職は，「今，ここ」の産業保健現場に求められているのです。

産業保健と労働衛生

　「産業保健」と同様に頻用される用語として「労働衛生」があります。「労働衛生」は一般に，労働者の健康を維持することを目的に，職場の労働条件や作業環境を改善することをいいます。労働衛生対策の主な軸（視点）としては，「作業環境管理」，「作業管理」，「健康管理」の3管理に，「労働衛生管理体制の確立」と「労働衛生教育」を加えた「労働衛生の5管理」があげられます。この原則が，我が国の労働安全衛生法の基本的な考え方となっています【参照 第4章−1】。

第**2**章
産業保健スタッフとしての心得

1. 産業保健は「治療」ではない——産業保健の特徴

■**1**「働く」と「健康」の関係性——通常就労，就業制限，休業，死亡

　産業保健スタッフは，事業場の衛生管理者と協働して従業員の健康管理を担います。事業場は年1回従業員に健康診断（健診）を受けさせる義務があり，産業医は定期健診の結果について，就業上の措置の可否について判断するという就業判定を行います。就業判定には「通常就労」と「就業制限」があり，就業制限にはさらに「休業（療養）」と「制限付き就労」があります。産業医は従業員の健康状態を確認し，業務に安全に就くことができるかの意見を述べます。産業医の意見をまとめる際には，心理職の見解を産業医から尋ねられることもあるでしょう。受診勧奨や事後指導が必要と判断された場合は，産業保健スタッフが職場と連携しながら従業員へ指導を行います。また，健診結果だけでなく主治医の意見（診断書）が労働者から提出された場合には，治療状況や主治医の意見を確認し，就労の可否や業務上の支障の有無，就業上の制限（車両運転や高所作業，時間外勤務等）を判断し，事業場に対して意見を述べます。それぞれの事業場には就業規則や健康管理に関する取り決めがあるため，そのルールに則った運用が行われます。産業医が就労判定をするにあたっては，従業員の担当する業務と健康への影響をアセスメントしておくことが重要です。そのためにも心理職や保健師等の産業保健スタッフが日頃から職場の状況を把握し，従業員との関係を構築して，体調や行動等の変化についての情報を得やすくし

ておきます。そうしておくことで，主治医からの診断書が出る前に従業員本人や衛生管理者，上司から相談を受けることもでき，産業医と連携して早期の対応・調整が行いやすくなります。職場復帰時や就業制限が必要な時には，従業員の同意を得て，上司や同僚，人事労務担当者，衛生管理者への説明やサポート体制への支援を行います。

　残念ながら在職死亡者が出てしまった場合，まずは業務による影響があったかどうかを確認する必要があります【参照】第8章-9】。身体疾患でも精神疾患でも，「死亡」という出来事は職場に与える影響が大きいため，産業保健スタッフはその情報を得たときには職場全体をアセスメントして，心理的・身体的影響を最小限に留めるサポートやケアを行います。従業員にとって労働生活を全うできないことは，本人だけでなく家族や職場にとっても残念なことですので，死亡診断書や健診結果から生活習慣上の課題を集積していくことは今後の予防対策への材料になります。また，不幸な出来事が生じてしまった場合のポストベンションは，心理職の参加やコーディネートが期待される場面となります。

②「事例性」と「疾病性」

　メンタルヘルスに関連する問題が疑われるケースが発生した場合，職場の関係者が陥りやすいあるパターンがあります。それは，客観的に見れば抱え込み事例であったり，対応に困って黙認や無視の状態が続いていたりするような事態です。いずれのパターンも良好な関係性とは言えません。その根本には，知らず知らずのうちに職場が専門家と同じような視点から現状を見ていることがあるように思います。そこで職場のメンタルヘルス問題に関しては，「事例性（caseness）」と「疾病性（illness）」に分けて把握することが重要です。

　「事例性」とは，仕事の能率が低下した，遅刻や離席が目立つ，同僚や顧客とのトラブルが頻発している，上司の指導に従わないなど，職場の秩序や業務遂行上に支障があるような態度や行動のことで，具体的な事実になります。職場でもっとも把握しやすい情報ですので，同僚や取引先の相手などの関係者には，その変化が捉えられやすいと考えられます。一方で「疾病性」とは，うつ状態や妄想，アルコール依存症などの症状や病名に関することであり，医療の専門家が把握し判断する分野となります。職場では病名を意識する「疾病性」では

なく，業務遂行上どのような困難が発生しているのかを優先する「事例性」の視点が求められています。事例性については，家族よりも職場のほうが気づきやすく，客観的にその視点が得られやすい場合もあります。家族と連携する場合には医療機関へつなぐことも意識して，職場が心配している本人の様子や周囲への影響について具体的かつ客観的に伝えるべきでしょう。

　それでも職場関係者は「疾病性」に目を奪われがちです。それには「事実」「推測」「断定」という3つの視点が影響していると考えられます。人はある現象が起こった時に，「事実」を捉えているにもかかわらず，過去の経験から比較して「推測」をしたり，思い込んでしまって"こうに違いない"と「断定」したりしてしまう傾向があります。職場がすぐに変化に気づくことができれば対応も即座に行えますが，過去からの対応経過や関係性によって対象となる事例に関わっていく中で疲弊してしまい，行き詰まったりこじれてしまったりする場合もあります。このような例は筆者からみると，その特性を「疾病性」から捉えてしまっているがために，徒労感や困難感，あきらめ感，怒りという感情を抱いてしまっているように感じます。職場が問題の整理をつけ，本人や家族へ早期に介入ができるよう専門職として連携し，つなげていくことが必要です。

❸ 健康は基本，そして健康は手段

　労働者が，自身の労働力を発揮・提供する上で健康は，その基本となります。しかしながら個々人の健康レベルはさまざまなので，健康を基本として考え，さらに健康を資源や手段と考えていくことにより保持増進に取り組み，労働生産性を高めていく支援を目指していきます。

　まず，健康について「個人レベル」と働く場である「職場集団レベル」の両方から考えていくことが必要です。個人レベルでみると現在の労働者の健康課題は，定年年齢の引き上げによる労働者の高齢化です。『労働衛生のしおり』(中央労働災害防止協会，2020)によれば，健診結果の有所見者割合は年齢とともに増加していることがわかります。雇用の延長により生活習慣病の罹患者が年齢とともに増えていきますが，罹患率は年代が上がると同時に急カーブで上昇していきます。特に高血圧や糖尿病・脂質異常症は動脈硬化を進めてしまうため，特定保健指導の判定基準にもなっています。さらに日本人に多い胃がん・

大腸がん・肺がんも，がん検診の推奨により早期発見・早期治療に結びついています。治療方法も進み，以前のような長期間にわたる休業は減少傾向で，手術による侵襲も少なくなり，入院や療養期間も短縮されるようになりました。入院治療から外来治療に移行したことで今後も治療と仕事の両立に向けた支援の重要性が高まるといえます【参照】第10章】。

　さらに女性の就業率や継続率が上昇している現在では，性差による健康影響の特徴も捉える必要があります。女性のライフサイクルについては，出産や育児などによる影響だけでなく，特にホルモンバランスから受ける健康への影響も考慮しましょう。

　次に職場集団を考えてみます。事業場の特徴を捉えたり健康課題を抽出したりするためには，事業場分析を行い，データを「見える化」するとよいでしょう。その材料としては，まず労働基準監督署への報告データ【参照】第3章－5】があります。領域別の有所見率を年代別や性別で比べてみたり，事業場の過去データと比べてみたりすることで事業場の特徴が少しでも見えてくれば，予防だけでなく，健康増進策として運動習慣や食生活へのアプローチが可能になります。

　事業場の健康情報は，事業場（人事労務担当者等）が把握できるものと産業保健スタッフが把握できるものに違いがあります。事業場が把握できるものとしては，健診結果（法定項目）・ストレスチェック判定図・疾患別休業あるいは就業制限の人数や期間・過重労働報告・育児介護休暇取得状況等があります。産業保健スタッフのように健康に関する個人情報を扱える立場であれば，健診結果の詳細項目における分類・問診集計による飲酒率・喫煙率等や，休業状況を疾患別に集計したり，過重労働に係る医師面接結果書や高ストレス者意見書・職場巡視結果報告などから職場の健康課題をアセスメントしたりすることができます。これらの個々の結果を個人が特定されないように集計加工し，集団の健康情報結果として示していくと健康教育の材料として使用でき，身近な情報として活用できるでしょう。

　また，前述した職場集団情報に，数年分のデータとして疾患ごとに生活習慣をまとめておくことも有効です。事業場に従業員の生活習慣の改善支援を働きかけても，特に飲酒や喫煙のように個人の嗜好として捉えられてしまうような場合があります。身近な従業員の健康データを客観的に示すことにより，喫煙

対策や健診の事後指導の強化への協力を得ていくことができます。

　以上のような取り組みは，心理職として「労働者」のみならず「生活者」へと視点を向けることになります。産業看護師・保健師と協働することで心理職が貢献できる分野となります。

◉文献
中央労働災害防止協会（2020）労働衛生のしおり 令和2年度．中央災害防止協会．

健康診断結果から見る
年代別従業員への支援

　産業保健スタッフは個々の健康診断（健診）結果をみて，要二次検査や産業医の判断，あるいは過去の健診結果フォロー経緯から，事後措置として保健指導の優先順位を決定しています。業務に多大な影響が考えられる判定結果や要経過観察については，受診勧奨やセルフケア支援を行っています。事後指導以外にも，その後のフォローアップとして保健指導の継続や健康相談を行うなど，労働者を支援しています。

　以下に年代ごとの健診の事後指導における留意点を示します。

●20代
　学業生活から職業生活へ移行し，社会人生活を開始します。基本的な生活習慣の確立や労働への適応支援，アイデンティティへのサポートが必要になります。

●30代
　職業生活にも慣れ，家庭生活の基盤作りや技能取得の確立時期であり，健康課題は潜在的です。健診結果では「異常なし」の項目が多いですが，要注意レベルの項目が増えてきます。自覚症状も少ないため，身体的よりは生活面への支援が中心になり，異動や転勤などの環境や役割変化への支援も必要になります。

●40代
　職業生活や家庭生活は成熟期を迎え，役割と責任を担う時期です。健康課題は顕在化しやすく，有病率や健康リスクの増加だけでなく仕事の負荷による自覚症状

も見られるようになります。健診結果だけでなく問診からの情報把握も必要です。

●50代

　職業生活や家庭生活は分離期を迎え，生活基盤の見直しや再構築を検討する時期になります。健診結果の理解や受け止めを確認し，労働生活を含めた生活改善への支援を行います。また，労働生活や家庭生活だけではなく，介護負担が発生するなど役割の変化を求められ，体力・精神的にも負担が増しやすいことから，心身両面への支援が重要になります。

●60代

　健康課題は個人差が大きくなります。治療継続や経過観察の項目が多い労働者には，複数の疾病を抱えながらの受診と業務の両立を目的に支援を行います。また健康レベルを維持している場合には今後も健康を保持できるように支援します。雇用の選択支援や今後のセカンドキャリアなどの将来を見据えて，地域へのつながりを含めた支援が必要になります。

事例性への対応例

　ある労働者が，最近になって遅刻を繰り返し，業務上の遅れや仕上がりの悪さが問題となった事例を考えてみましょう。気になった上司がヒアリングしたところ「すみません，締め切りが近づいているのはわかっているのですが，捗（はかど）らなくて……それに最近眠れなくて……」と，本人から申告がありました。上司から産業保健スタッフにこのような相談があった場合，以下の視点から確認していきます。

　最初に，①日常の業務状況からの偏りの有無を確認します。遅刻が増えてきたのは，いつ，どんな時からかを知ることが必要です。次に，②業務上の遅れやミスにより時間外労働が増えていないか，あるいは極端に減っていないか，離席は頻繁に起きていないか，同僚や取引先との関係性はどうか，などを丁寧に聴き取ります。そして労働者本人に健康相談への誘導または指導をし，③労働者本人が何に困っているのか，どう支援してほしいのかを聴き取り，心理相談での対応以外にも必要に応じて外部へリファーします。本人が医療受診を拒否している場合や病識がない場合でも「遅刻」を問題として取り上げるのではなく，「眠れないから朝起きられない」という困りごとについて支援していくことで，職場の困りごとに本人が気づき，改善に向けて自ら決断できるよう促します。そのためにも「事例性」と「疾病性」の考え方の違いを整理しておくことが重要です。

2. 支援対象は個人だけではない！
——組織・集団の活性化も産業保健スタッフの役割

❶ 働いている「個人・集団・組織」が対象

　医療・保健・福祉と言われる一連のサービスにおいては，「保健」は医療と福祉の中間であり，「医療＜保健＜福祉」となります。医療は文字通り「医療サービス」，福祉は「日常生活でのサービス」を意味し，保健は両者の中間に位置する「予防サービス」を指しています。保健師，精神保健福祉士，保健福祉センター，学校保健，母子保健など，保健の文字がつく名称は，このように「予防」を担う意味でもあります。ですから「産業保健」は，産業現場（働く人・その職場）での「予防」を担う業務のことなのです。

　産業保健分野では，人事労務担当者と，産業医，保健師，看護師などの医療職や，管理栄養士などの職種が中心メンバーではありますが，「労働者の心の健康の保持増進のための指針」（メンタルヘルス指針）が示されてからは，「メンタルヘルス対策」の専門職として，臨床心理士や精神保健福祉士，産業カウンセラーなどの心理職が，産業保健スタッフとして加わるようになりました（厚生労働省，2006）。さらに2019年に誕生した公認心理師は，「産業・労働分野」を活躍の場のひとつとしており，産業保健スタッフの一員として，職場の「健康管理室」や「健康相談室」といった場所で働く方も増えています。

　産業保健における心理職は，「働く人」をクライエントとし，「働くこと」を支え，予防に特化した「相談業務」を行います。一人ひとりの従業員の個別支援にとどまらず，職場の同僚，上司，部門全体や，組織全体をその対象にしています。そのため，課題の解決には組織を超えた社会的なアプローチも必要となるでしょう。また，職場内支援だけでなく，家族や個人の「職場外要因」についても関与が求められることは，他の臨床現場と同じです。

　参考までに，精神保健福祉士の場合は，実践上のあらゆる現象を「人と環境の相互作用」として捉えており，その対象を図1・表1のように，①個人，②集団，③専門職，④所属機関，⑤地域，⑥社会と定義しています（日本精神保健福祉士協会，2020）。公認心理師法においても，第42条「公認心理師は，その

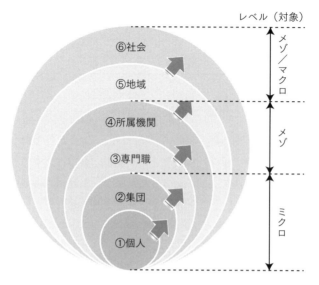

図1　業務対象のレベル（日本精神保健福祉士協会（2020）を改変）

表1　レベル別の主な業務や責務（要約）（日本精神保健福祉士協会（2020）を改変）

レベル	主な業務や責務
個人	個人の尊重，プライバシー秘密保持，支援
集団	グループへの支援，家族の支援
専門職	連携，専門性の向上，地位利用の禁止
所属機関	調整・協働や，組織改革や円滑な運営体制
地域	地域との連携や側面的支援，地域づくり，ケアマネジメント
社会	社会システムへの提言，調査研究，啓発

業務を行うに当たっては、その担当する者に対し、保健医療、福祉、教育等が密接な連携の下で総合的かつ適切に提供されるよう、これらを提供する者その他の関係者等との連携を保たなければならない」と定めています。

　産業・労働分野で働く心理職にとっても、要心理支援者のみではなく、関係者等との連携を円滑に進めることが求められるのは当然ですが、特に人事労務担当者、同僚、上司といった関係者と、どのように連携をするのかが重要になってきます。

　今後、産業・労働分野で活動する中で遭遇するであろう、心理職の課題について、3つのポイントを紹介します（島津，2017）。

(1) 現実課題への対応力
　心理職としての専門性を活かしつつ、ケース（個人・組織）に応じた柔軟な対応を取る

(2) 個人と組織双方を見る視点
　個人だけでなく、力動を持った集団としての組織を見る視点

(3) ケースマネジメントと連携・チーム力
- 何が起きているか、課題の性質を全体的視野で捉える
- 課題のアセスメント力、自分の立場・役割を認識した上でのケースマネジメント力
- 産業保健スタッフ間での連携、関連部署との連携、チーム力の発揮

　心理社会的アセスメントは、個人のみならず、組織に対しても実践し、その専門性を基本に、産業保健チームの一員として個人と組織に働きかけることで、産業分野で信頼され活躍できる心理職となり得ることでしょう。

2 職場で集団・組織へ働きかける場面

　厚生労働省は、2000年に定めた「21世紀における国民健康づくり運動」（健康日本21）の中で、「健康障害を起こす危険因子を持つ集団のうち、より高い

危険度を有する者に対して，その危険を削減することによって疾病を予防する方法を高リスクアプローチ（High risk approach），集団全体で危険因子を下げる方法を集団アプローチ（Population approach）」と定義しています。

例えば，健診後に臨床的高血圧のグループに対して強力な治療（降圧剤で血圧を下げること等）をすると，そのグループの合併症の頻度は低下させることができます。しかし，将来，脳卒中などの重大な合併症に罹る実際の人数は，現在高血圧域の人より境界域の人のほうが圧倒的に多いため，全体の血圧を下げたほうが，防げる合併症の数は多くなります。

高リスクアプローチは，上記のように対象も方法も明確にしやすいのですが，影響の範囲は限られています。一方で，集団全体の予防効果を上げるには，集団アプローチが必要です。一般に集団アプローチは社会全体への働きかけを必要とし，効果を定量化しにくいというデメリットがあります。そのため産業保健分野でも，高リスクアプローチと集団アプローチを適切に組み合わせて，対策を進めることが必要となります。

❸ 職場風土づくりとは？

職場風土という視点は，心理学では「集団力学（グループダイナミクス）」という集団の思考や特性を研究する分野として扱われています。

職場風土とは，「構成員によって，明示的あるいは黙示的に知覚され，構成員の考え方や行動，感情に影響を及ぼすと考えられる一連の特性（規範，価値観等）の集合体」と定義され，多くは不文律を含んでおり，変革することは容易ではない，とされています（片岡, 2012）。例えば，暗黙の規範として，「当社ではこういうやり方でやっている」や「社内での独特な言葉づかい・常識等が当たり前になっている」などがあげられます。実際は，この暗黙のルールが非効率を招いたり，威圧的な雰囲気を作り出したりして，結果として活気あふれる職場とは程遠い風通しの悪い雰囲気となり，従業員のモチベーションを下げる要因となっていることがあります。「うちは，こういう会社だから仕方がない」という，あきらめとも取れる状態で日々仕事をしている従業員が多ければ，ストレスフルな職場環境であると言わざるを得ません。

1992年5月に改正された労働安全衛生法では，「安全衛生の水準の向上を図る

ための措置を継続的かつ計画的に講ずることにより，快適な職場環境を形成するように務めなければならない」（第71条の2）と規定され，いわゆる「快適職場づくり」が事業者の努力義務となり，「事業者が講ずべき快適な職場環境の形成のための措置に関する指針」（快適職場指針）が厚生労働大臣から公表されました。指針の主な内容は，表2のように，施設や作業環境などのハード面に対する環境整備となります。

　快適な職場づくりを進めるに当たって考慮すべき事項は，「労働者の意見の反映」「個人差への配慮」「潤いへの配慮」「継続的，計画的な取り組み」の4つがあり，PDCAサイクルを回して取り組みを継続させるよう進めます。

　また，第三次産業の増加に伴い，オフィスワークの従事者も増えたことで，作業環境や施設整備などのハード面の推進だけではなく，円滑に業務を進めるための，職場の人間関係や仕事の裁量度，処遇，疲労やストレスの原因となりうる要因（いわゆるソフト面）についても，快適化する取り組みが求められています。ちなみに1990年代後半に開発されたハード面，ソフト面の両面を改善していく手法は，ストレスチェック制度における集団分析からの職場環境改善アプローチの基本となる考え方です。中央労働災害防止協会のホームページでは，「職場環境評価（ハード面）」，「快適職場調査（ソフト面）」の評価表が公表されています（中央労働災害防止協会，n.d.2）。

４ タイミングの重要性

　まだ健康相談室（健康管理室，健康支援室など）が新設されてから日が浅く，職場復帰支援のプログラムも浸透していない場合は「主治医から復帰可能の診断書をもらいましたので，今日から職場復帰しました」という，復帰報告から始まるような面接も少なくありません。復帰に至る段階的なステップもなく，業務配慮も困難で，就業措置を判断するための産業医との面談も，タイミングよく実施するのが難しい状態です。このような時には，定期健診時のセルフケア面談など，「健康な時に面談できる」機会を増やすことで一次予防にシフトしていくことができます。

　現在は，ストレスチェック制度により，数値化された結果をベースに，面談をすることも可能になりました。元来，ストレスチェックは職場環境改善によ

表2 快適職場づくりのポイント(中央労働災害防止協会, n.d.1)

1 作業環境	不快と感じることがないよう, 空気の汚れ, 臭気, 温度, 湿度等の作業環境を適切に維持管理すること。
空気環境	空気の汚れ, 臭気, 浮遊粉じん, タバコの煙
温熱条件	温度, 湿度, 感覚温度, 冷暖房条件（外気温との差, 仕事にあった温度, 室内の温度差, 気流の状態）
視環境	明るさ, 採光方法, 照明方法,（直接照明, 間接照明, 全体照明, 局所照明）, グレア, ちらつき, 色彩
音環境	騒音レベルの高い音, 音色の不快な音
作業空間等	部屋の広さ, 動き回る空間（通路等）, レイアウト, 整理・整頓
2 作業方法	心身の負担を軽減するため, 相当の筋力を必要とする作業等について, 作業方法を改善すること。
不良姿勢作業	腰部, 頚部に大きな負担がかかる等の不自然な姿勢
重筋作業	荷物の持ち運び等をいつも行う作業等, 相当の筋力を要する作業
高温作業等	高温・多湿や騒音等にさらされる作業
緊張作業等	高い緊張状態の持続が要求される作業や一定の姿勢の持続が求められる作業
機械操作等	操作がしにくい機械設備等の操作
3 疲労回復支援施設	疲労やストレスを効果的に癒すことのできる休憩室等を設置・整備すること。
休憩室（リフレッシュルーム等）	疲労やストレスを癒す施設
シャワー室等の洗身施設	多量の発汗や身体の汚れを洗う施設
相談室等	疲労やストレスについて相談できる施設
環境整備	運動施設, 緑地等
4 職場生活支援施設	洗面所, トイレ等職場生活で必要となる施設等を清潔で使いやすい状態にしておくこと。
洗面所・更衣室等	洗面所, 更衣室等就業に際し必要となる設備
食堂等	食事をすることのできるスペース
給湯設備・談話室等	給湯設備や談話室等の確保

りストレス要因を緩和していくための活動であることから，論理的には，高ストレス者が発生しにくい職場が形成されることになります。このように，産業保健活動は，ポジティブな方向へ大きく舵を切る時代となりました。心理職による支援としては，日頃の「健康な状態」をモニタリングすること，そこからの「変化」を見逃さず，早期に対応することが求められています。

　筆者の経験では，復帰支援をした相談者が数年後に管理者となり，「心配な様子だから，相談を勧めました」と，部下を連れて来談されたことがあります。ご自身の経験をラインケアに活かしている姿に，産業保健スタッフとしての喜びを感じました（重山，2015）。

❺ 行動変容ステージに応じた支援

　行動変容（Behavior change）ステージモデルとは，1980年代前半に禁煙の研究から導かれたモデルです（e-ヘルスネット，n.d.）。その後，食事や運動をはじめ，いろいろな健康に関する行動について幅広く研究と実践が進められています。行動変容ステージモデルでは，人が行動（生活習慣）を変える場合は，「無関心期」→「関心期」→「準備期」→「実行期」→「維持期」の5つのステージを通ると考えます（図2）。

　この行動変容ステージモデルを産業保健活動に応用すると，以下のようなステップで支援をしていくことになります。

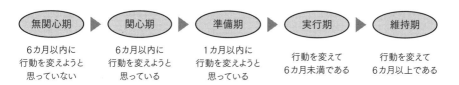

図2　行動変容ステージモデル（e-ヘルスネット，n.d.）

(1) 無関心期への働きかけ──社内教育，健診後の面談，特定保健指導など
意識の高揚→身体活動のメリットを知る
感情的経験→「このままではまずい」と思う
環境の再評価→周りへの影響を考える

(2) 関心期への働きかけ
自己の再評価→身体活動が不足している自分をネガティブに，身体活動を行っている自分をポジティブにイメージする

(3) 準備期への働きかけ
自己の解放→身体活動をうまく行えるという自信を持ち，身体活動を始めることを周りの人に宣言する

(4) 実行期と維持期への働きかけ
行動置換→不健康な行動を健康的な行動に置き換える（例：ストレスに対してお酒の代わりに身体活動で対処する）
援助関係→身体活動を続ける上で，周りからのサポートを活用する
強化マネジメント→身体活動を続けていることに対して「ごほうび」を与える
刺激の統制→身体活動に取り組みやすい環境づくりをする

　なお，行動変容のプロセスは，常に「無関心期」から「維持期」に順調に進むとは限りません。一旦「実行期」や「維持期」に入ったのに，その後行動変容する前のステージに戻ってしまう「逆戻り」という現象も起こり得ます（e-ヘルスネット，n.d.）.

◉文献
中央労働災害防止協会（n.d.1）快適職場指針のポイント（https://www.jisha.or.jp/health/kaiteki/about03.html［2021年4月27日閲覧］）
中央労働災害防止協会（n.d.2）継続的かつ計画的に快適な職場環境の形成に取り組むために.（https://www.jaish.gr.jp/user/anzen/sho/sho_07.html［2021年4月27日閲覧］）
e-ヘルスネット（n.d.）行動変容ステージモデル.（https://www.e-healthnet.mhlw.go.jp/information/exercise/s-07-001.html［2021年4月27日閲覧］）

片岡幸彦（2012）進化する組織への転換——組織風土変革の進め方．労政時報 3831；71-94.

厚生労働省（2000）健康日本21（総論）第3章 第2節 対象集団への働きかけ．

厚生労働省（2006）労働者の心の健康の保持増進のための指針（2015年11月30日改正）．

日本精神保健福祉士協会（2020）精神保健福祉士業務指針 第3版．p.22.

重山三香子（2015）産業カウンセリングの現場から．安全スタッフ 2246；36-37.

島津美由紀（2017）心理職が信頼されるために実践していること．産業精神保健 25；20-23.

産業保健の枠組み（フレーム）

第3章

知らなきゃ仕事は進まない!?
法律の基礎知識

　産業保健分野をフィールドに活動する心理職として押さえておきたいのが労働関連法規です。「法律」と聞くと難しく捉えてしまいがちですが，産業保健活動は，その多くが労働基準法，労働安全衛生法，労働者災害補償保険法などの法律と深く関係しています。本章では，産業保健活動に必要な法律について学んでいきましょう。なお，法律や法に関わる専門用語については，正確な表現だけでなく，平易な表現も用いてわかりやすい解説となるよう努めました。

1. 労働基準法

　労働基準法は，賃金，労働時間，休憩その他の労働条件に関する「最低基準」を定めた法律です。この「最低基準」は，労働者が人間らしく生活するためのものであって，たとえ労働者が一人しかいなかったとしても，適用除外を除くすべての業種のすべての事業所にあてはめられます。労働基準法の規定は強行法規 [1] であり，労働基準法に定める基準に達しない労働条件を定める労働契約は，たとえ労使 [2] が合意していたとしても，その部分については無効となり，無効となった部分は自動的に労働基準法が定める水準まで引き上げられます。

---

[1] 強行法規：法令の規定のうちで，それに反する当事者間の合意の如何を問わずに適用される規定をいう。
[2] 労使：労働者と使用者（事業主や経営層，会社側）を指す。

◪ 労働時間や休日のきまり

　長時間労働を防止し，労働が継続して行われた際に生じる心身の疲労を回復させるために労働時間は原則，1日8時間，1週間40時間（法定労働時間[3]）以内，休日は1週間に1日または4週間を通じ4日（法定休日）以上と定められています。法定労働時間を超えて，あるいは，法定休日に労働者を勤務させる場合には，労働基準法第36条の規定に基づく「３６協定」と呼ばれる労使協定を労働組合，または労働者の過半数を代表する者と結び，労働基準監督署に届出なくてはなりません。この協定を結ばずに法定労働時間を超えてあるいは法定休日に労働者を働かせた場合には，罰則が適用となる可能性があります（6カ月以下の懲役または30万円以下の罰金）。

◪ 年次有給休暇と年5日の時季指定

　労働者が入社後6カ月を過ぎると，10日の年次有給休暇が付与されます（その間8割以上の出勤が必要；表1）。正社員やパートタイム労働者などの雇用区分に関係なく年次有給休暇は発生しますが，勤務日数が少ない場合は，付与される年次有給休暇の日数が少なくなります。

　年次有給休暇は心身の疲労を回復し疲労の蓄積を防ぐための制度で，原則いつでも取得できますが，周囲への気兼ねもあり，なかなか取得が促進されません。そこで，「働き方改革」による労働基準法改正により，2019年4月より，一定の労働者（年10日以上の年次有給休暇が付与される者）に対し，内5日の部

表1　年次有給休暇（週5日以上働く労働者）

勤務期間	6カ月	1年6カ月	2年6カ月	3年6カ月	4年6カ月	5年6カ月	6年6カ月
付与日数	10日	11日	12日	14日	15日	18日	20日

---

[3] 法定労働時間：労働者数が1〜9人の商業，映画演劇業（映画の製作の事業を除く），保健衛生業，接客娯楽業などには週44時間という特例措置がある。

表2　割増賃金の基準

残業等の種類	割増率
時間外労働（法定労働時間を超えた場合） （時間外労働月60時間越えは50％）	25％
休日労働（法定休日労働の場合）	35％
深夜労働（22:00～翌5:00の労働の場合）	25％
時間外労働＋深夜労働	50％
休日労働＋深夜労働	60％

分については，使用者（会社）は時季を指定するなどして年次有給休暇を取得させることが義務付けられました。

3 割増賃金について

　割増賃金は，使用者に金銭的な負担を強いることで，残業の抑制を図るとともに，過重な労働を行う労働者への保障を行うものです。労働者を労働基準法に定められた時間外労働・休日労働・深夜労働を行わせた場合には，使用者（会社）は必ず「割増賃金」を支払わなくてはいけません。労働基準法では，割増賃金を通常の賃金の何割増にするかの，最低基準が定められています（表2）。

　なお，1カ月の時間外労働が60時間を超える場合，50％以上の割増賃金の支払い義務があり，中小企業はその適用が猶予とされていましたが，働き方改革に伴う改正よって2023年3月末に猶予措置が廃止になります。

4 働き方改革と時間外労働上限規制

　これまでの労働基準法では，時間外労働の上限は原則1カ月45時間，1年360時間（告示[4]）とされていましたが，臨時突発的な時間外労働が発生する可能性がある場合には，36協定届の余白にその理由と延長時間を明記すれば，明記された範囲内で36協定届に記載された限度時間を超えることが可能でした（36協定の「特別条項」という）。つまりこの特別条項に延長時間を記載してさえお

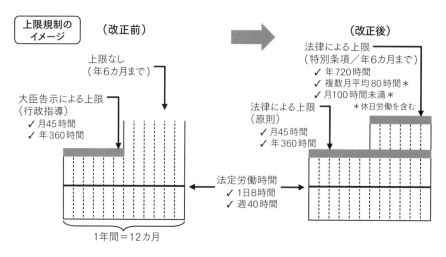

図1　時間外労働の上限規制（厚生労働省, n.d.）

けば，労働者に事実上無制限に残業をさせることが可能で，これが過労死をも招く長時間労働の温床となっていました。

　そこで，働き方改革に伴い，労働基準法の改正が行われ，時間外労働の上限について，1カ月45時間，1年360時間[5]，36協定の特別条項によって年6回（6カ月）を上限として延長できる場合であっても，時間外労働の上限は1年720時間であり，1カ月100時間未満（休日労働含む），2〜6カ月の平均で常に80時間以下（休日労働含む）でなければならないとされました（脳・心臓疾患の労災認定基準にあわせて変更；図1）【 **参照** 第3章−3−**1**】。違反した場合には，罰則（6カ月以下の懲役または30万円以下の罰金）が科される可能性があります。

　なお，建設事業，自動車運転の業務，医師については，上限規制の適用が5年間猶予（2024年3月末まで），新技術・新商品の研究開発業務は，上限規制の適用が除外されています。

---

[4] 告示：厚生労働省等の公の機関が，必要な事項を一般に広く知らしめる方法。法律と違い強制力がない。
[5] 時間外労働の原則1カ月45時間，1年360時間は告示から法律へ格上げ。

◉ 文献

厚生労働省（n.d.）時間外労働の上限規制——わかりやすい解説（2021年3月改訂）.
　（https://www.mhlw.go.jp/content/000463185.pdf［2021年7月28日閲覧］）

2.　労働契約法

　「労働契約法」（以下，労契法）は，2008年に施行された，わずか21条からなる労働契約に関する基本的なルールを規定した法律です。労働契約の基本原則を明らかにするとともに，労使間における裁判上での争いが判例として確立してきたもの（「判例法理」といいます）を基本に，労働契約に関する民事的なルールを法律として明文化しました。労働契約が合意により成立し，または変更されるという「合意の原則」やその他の労働契約に関する基本的事項を定めており，合理的な労働条件の決定または変更が円滑に行われるようにすることを通じて，労働者の保護を図りつつ，個別の労働関係の安定に役立てることを目的としています。

　労働基準法は，賃金・労働時間・休憩その他の労働条件の最低限の基準を定めた法律で，行政取締法規であり，違反した際の罰則や，労働基準監督署による行政監督・指導の根拠法令でもあります。これに対して，労契法は，あくまでも労使間のお互いの法的な権利や義務について定めた民事法[6]であり，労働基準法と異なり，罰則はなく，行政からの監督・指導も行われません。労働者と使用者との間で，民事上のトラブル（紛争）がある場合には，個別労働紛争解決制度[7]や裁判などで解決することになります。

---

[6] 民事法：民間の個人と個人の間，または，個人と法人の間での権利義務関係およびそれに関する紛争解決を規律する法分野。
[7] 個別労働紛争解決制度：都道府県労働局が行う，個々の労働者と事業主との間の労働条件や職場環境などをめぐるトラブルを未然に防止し，早期に解決を図るための制度（労働相談，助言・指導，あっせんという3つの紛争解決制度がある）。

❶ 労働契約法で初めて法律として明文化された安全配慮義務

　労契法第5条は、「使用者は、労働契約に伴い、労働者がその生命、身体等の安全を確保しつつ労働することができるよう、必要な配慮をするものとする」と、使用者の労働者に対する安全配慮義務を明文化しています。「生命、身体等の安全」とは、危険作業や有害物質への安全対策はもちろんのこと、メンタルヘルス対策など心身の健康を悪化させない義務（健康配慮義務）も使用者の安全配慮義務【参照 第5章－1－❹】に含まれると解釈されています。この義務を怠った場合、債務不履行（民法第415条）のほか不法行為責任（民法第709条）、使用者責任（民法第715条）等を根拠に、使用者に多額の損害賠償を命じる判例が多数出現しています。

❷ 使用者からの一方的な労働契約の終了——解雇

　使用者からの申し出による一方的な労働契約の終了を「解雇」といいます。解雇は労働者の就労、結果的に生活の糧を失わせることになりますので、その影響を考えると、厳格な基準を満たしていなければ、その効力は認められません。労契法第16条は、「解雇は、客観的に合理的な理由を欠き、社会通念上相当であると認められない場合は、その権利を濫用したものとして、無効とする」と、判例上の理論であった「解雇権濫用」が条文化されたものです。

　解雇するには、社会の常識に照らして納得できる理由が必要で、例えば、労働契約を終了させなければならないほどの能力不足、勤務態度の不良、甚だしい業務命令違反などが行われ、その結果業務の遂行や企業秩序の維持に重大な支障が生じていることなどが必要となります。

コラム
4

有期雇用契約の労働者の保護および
無期雇用への転換権の確立

　日本では全労働者の約4割が契約社員やパートタイマーなどの非正規労働者といわれていますが，その多くが「労働契約の期間の定めのある（有期労働契約の）」労働者です。労契法が制定される前から，契約期間中に労働契約を解約するためには「やむを得ない事由」が必要とされていました（民法第628条）。

　その後，有期労働契約の労働者への法的な保護をさらに明確にするために，この民法の趣旨を労契法において明確にし，「使用者は，期間の定めのある労働契約について，やむを得ない事由がある場合でなければ，その契約期間が満了するまでの間において，労働者を解雇することができない」（労契法第17条）と定めました。この「やむを得ない事由」は，正社員を解雇する際よりも厳密に判断されます。併せて，必要以上に短い有期雇用の契約期間を反復更新することをしないように配慮することも定められています（同法第17条第2項）。

　また，通算契約期間が5年を超えた有期雇用労働者には，一部の例外を除いて，使用者の了承を得ることなく無期労働契約への転換権があることも定められました（同法第18条）。これは，政策の一環として非正規労働者の雇用の安定や，広い意味での正規雇用への移行を促す法律という側面もあります。

　さらに，①有期労働契約が反復更新されている期間の定めのない労働契約と同視できる場合や，②労働者にその契約は更新されるものと期待を持たせた場合には，使用者の契約の更新の拒絶（＝雇止め）が無効とされることもあります（同法第19条）。

3. 労働者災害補償保険法

　労働者災害補償保険（以下，労災保険）制度は，労働者災害補償保険法に基づき，労働者が業務上の事由または通勤による負傷，疾病（病気），障害，死亡等に対して，迅速かつ公正な保護をするため，国が必要な保険給付を行う制度です。労働基準法においても，事業主に業務上の災害に対し，同様の災害補償責任を罰則付きで定めていますが，労災保険の保険給付が受けられる場合には，事業主はその義務を免れることができます。事業主は，労働者を一人でも雇用していれば労災保険に加入しなければなりません[8]。また，その労災保険料は，当該事業主が，保険者である国（厚生労働省）に支払い，労働災害（以下，労災）が発生した場合には，被災者である労働者または遺族に対して国が一定の保険給付を行います。

　業務上の災害か否かは，業務遂行性（業務中に起きた災害であること）と業務起因性（業務と死傷病等の間に相当因果関係があること）で判断されます。

　業務遂行性とは，労働者が事業主の支配下にある状況をいい，事業主の施設管理下は言うまでもなく，労働者が出張中や運送・営業等の外出作業中などでも事業主の命令により，労働契約に従って仕事をしていれば認められます（積極的な私的行為を行うなど特段の事情がない限り，どこにいたとしても事業主の支配下にあるとみて業務遂行性が認められます）。業務起因性は，業務または業務行為を含めて「事業主の支配下にある」ことに伴う（内在する）危険が経験則上現実化したものと認められるかどうかで判断します。例えば，悪ふざけをしていたことが原因でケガをした場合には，「業務遂行に伴う危険が現実化したもの」とは言えず，業務起因性は否定されます。また，業務遂行中でも地震・竜巻などの自然災害が原因の傷病は，「業務起因性」が否定され「業務災害」と認められないケースもあります。

　業務上の疾病（職業病）の認定は，「業務起因性」が重要なポイントになりますが，その判断が難しいため医学的知見に基づき業務との因果関係が明らかに

---

[8] 例外：労働者5人未満の個人経営による農林水産業の一部は暫定的に任意適用となっている。

なっている特定の疾病を，労働基準法の施行規則別表第1の2に限定列挙しています（例：石綿にさらされる業務による肺がんや中皮腫，暑熱な場所における業務による熱中症など）。「過重負荷による脳・心臓疾患」，「心理的負荷による精神障害」に関しても別表1の2に明示されています。ただし各疾病の発症条件のすべてを網羅することはできないため，業務上外の判断の「ものさし」として労災認定基準が個々に定められています。

❶ 脳・心臓疾患の労災認定基準

　脳・心臓疾患の労災認定基準では，①発症直前に異常な出来事に遭遇したこと，②短期間の過重業務に就労したこと，③長期間の過重業務に就労したことなどに該当した場合に業務上の疾病として取り扱うことにしています（図2）。
　このうち特に③は「過労死ライン」と呼ばれ，長時間にわたる労働は疲労を

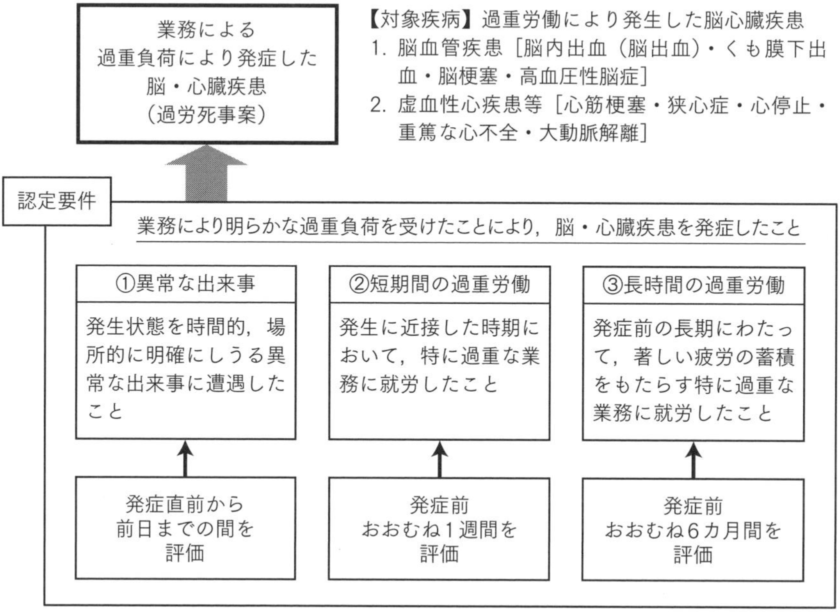

業務による過重負荷により発症した脳・心臓疾患（過労死事案）	【対象疾病】過重労働により発生した脳心臓疾患 1. 脳血管疾患［脳内出血（脳出血）・くも膜下出血・脳梗塞・高血圧性脳症］ 2. 虚血性心疾患等［心筋梗塞・狭心症・心停止・重篤な心不全・大動脈解離］

認定要件

業務により明らかな過重負荷を受けたことにより，脳・心臓疾患を発症したこと

①異常な出来事	②短期間の過重労働	③長時間の過重労働
発生状態を時間的，場所的に明確にしうる異常な出来事に遭遇したこと	発生に近接した時期において，特に過重な業務に就労したこと	発症前の長期にわたって，著しい疲労の蓄積をもたらす特に過重な業務に就労したこと
発症直前から前日までの間を評価	発症前おおむね1週間を評価	発症前おおむね6カ月間を評価

図2　脳・心臓疾患の業務起因性の判断基準

蓄積する主要な原因となります。認定基準では発症前1カ月間ないし6カ月間にわたって，おおむね月45時間（休日労働含む）を超えて時間外労働がある場合は業務と発症との関連性が徐々に強まり，発症前1カ月間におおむね100時間又は発症前2カ月間ないし6カ月間にわたって1カ月あたりおおむね80時間を超える時間外労働が認められる場合は，業務と発症との関連性が強いと評価できるといった目安が示されています。ここでいう時間外労働は1週間当たり40時間を超えて労働した時間数をいい，休日労働の時間も含みます【参照】第8章−5】。

　なお，働き方の多様化や職場環境の変化等が生じていることから，20年ぶりに脳・心臓疾患の労災認定基準についての見直しが行われ（2021年9月），いままでの労働時間を基準とする考え方は維持しつつも，その基準に満たないケースでも，労働時間以外の負荷も評価に入れ総合的に判断するなど，一定の基準の緩和が行われました。

4. 労働安全衛生法と労働安全衛生規則

　労働安全衛生法（以下，安衛法）は，心理職が産業保健スタッフの一員として産業保健活動をする上でとても重要な法律です。「職場における労働者の安全と健康を確保」するとともに，「快適な職場環境を形成」する目的で制定された法律で，それを実現するためには「労働災害防止のための危害防止基準の確立，責任体制の明確化，自主的活動の促進の措置」など，安全衛生対策を総合的，計画的に推進することが求められています。形式的には労働基準法から分離・独立した形になっていますが，安全衛生に関する事項は労働者の労働条件の重要な一部ともいえますので，労働基準法とは当然に一体の関係を持って運用されています。

■ 労災防止と安全衛生管理体制

　安衛法およびその規則（労働安全衛生規則：以下，安衛則）は「先人の血で書かれた文字」ともいわれ，これら労災防止に関する法令は，まず労災に巻き

込まれた方の悲劇があり，二度とその悲惨な悲劇を繰り返さないために法律ができ，事業主にその対応策が義務付けられています。

「労災防止」を主眼に置いた場合に，事業場でもっとも大事なものはその基礎となる「安全衛生管理体制」の確立です。安衛法では，事業場を一つの適用単位として，各事業場の業種，規模等に応じて，総括安全衛生管理者，安全管理者，衛生管理者および産業医の選任を義務付けています。

総括安全衛生管理者は，安全衛生の実質的な最高責任者ですので，工場長など，事業場におけるトップが充てられます。総括安全衛生管理者は，後述する安全管理者や衛生管理者を指揮し，労働者の危険や健康障害を防止する措置や，労働者の安全衛生教育，健康診断等の業務等を総括管理します。安全管理者は安全衛生業務のうち，安全に係る技術的事項を，衛生管理者は衛生に係る技術的事項を管理します。産業医は，医学的知見に基づいて健康管理などを行う医師です。作業方法や衛生状態などに問題がある場合は事業主に対し改善措置を勧告 [9] することができます。

その体制を支える協議組織として製造業，運送業など常時50人以上の労働者を使用する事業場では，「安全委員会」の設置義務が，全業種常時50人以上の労働者を使用している事業場は「衛生委員会」の設置が義務付けられています。安全委員会は労災防止対策や安全に関わる重要事項の調査審議を行い，衛生委員会は健康障害防止対策や健康に関する重要事項の調査審議を行っています。なお，両委員会をまとめて「安全衛生委員会」として活動することもできます【参照 第4章－2】。

2 一般健康診断

健康診断は，労働者の健康状態を把握し，労働時間の短縮，作業転換等の事後措置を行い，脳・心臓疾患の発症の防止，生活習慣病等の増悪防止を図ることなどを目的としています。安衛法に基づく一般健康診断には，「雇入時の健康診断」や「定期健康診断」などがあります。深夜業などの特定業務従事者はリ

---

[9] 勧告：上位の立場の経営管理権者（事業者ないし総括安全衛生管理者）に，専門的見地に基づいて措置を促すこと。

表3 一般健康診断の種類

健康診断の種類	対象労働者	実施時期
雇入時健康診断	常時使用する労働者	雇入れの際
定期健康診断	常時使用する労働者	1年以内ごとに1回定期に
特定業務従事者の健康診断	（坑内労働・深夜業など労働安全衛生規則に定められた）常時使用する労働者	左記業務への配置替えの際，6カ月以内ごとに1回定期に

スクが高いため年2回の健康診断実施が必要です（表3）。

　一般健康診断および後述する特殊健康診断は安衛法の規定に基づき，労働者に健康診断を受診させていない事業者に対して，50万円以下の罰金を科しています。ちなみに，健康診断の受診は従業員の義務となっていますが，たとえ受診しなかったとしても従業員に対する罰則はありません。

　なお，一般の健康診断のほかに，有害な業務に常時従事する労働者の健康診断（特殊健康診断）や，ストレスチェック【参照 第8章−2】の事業者による実施義務についても安衛法に規定されています。

作業環境測定法と
作業環境測定

　作業環境測定法は，労働安全衛生法と相まって，職場の作業環境の測定に関して作業環境測定士の資格および作業環境測定機関等について必要な事項を定めている法律です。適正な作業環境を確保し，職場における労働者の健康を保持することを目的としています。

● 作業環境測定

労働安全衛生法
（作業環境測定）
第六十五条　事業者（会社）は，有害な業務を行う屋内作業場その他の作業場で，政令で定めるものについて，厚生労働省令で定めるところにより，必要な作業環境測定を行い，及びその結果を記録しておかなければならない。
　2　……作業環境測定は，厚生労働大臣の定める作業環境測定基準に従つて行わなければならない。
　3　厚生労働大臣は，……作業環境測定指針を公表するものとする。

　作業環境測定とは，職場環境がどれだけ健康に影響を与えるのか客観的に測定をすることです。作業環境の管理はすべての職場に必要ですが，労働安全衛生法第65条第1項では，特に10種類の作業場（次ページの表）について，作業環境基準に従った作業環境測定を行い，その結果を記録しなければならないことを定めています。中でも，技術的に高度な専門知識を要する，粉じん・有機溶剤・特定化学物質等・鉛などを扱う5種類の作業場（指定作業場）の測定においては，作業環境測定士または作業環境測定機関に委託して測定の実施・評価を行うこと

表　作業環境測定を行うべき10種の作業場

●粉じんを著しく発散する屋内作業場
○暑熱寒冷または多湿の屋内作業所
○著しい騒音を発する屋内作業場
○坑内作業場
○中央管理の空調設備下の事務所
●放射線業務「放射性物質取扱室」
●特定化学物質を製造または取り扱う作業場
●一定の鉛業務を行う作業場
○酸素欠乏危険場所の該当作業場
●有機溶剤を製造または取り扱う作業場

●は作業環境測定士等が測定（指定作業場という）

が必要とされています。

　測定した結果，職場は1～3までの管理区分に分けて評価され，「第1管理区分」はそのまま働き続けても問題のない環境である一方，「第2管理区分」は改善の余地があり，「第3管理区分」は改善する必要がある作業環境です。直ちに設備の点検を行い，補修し，再度測定を行って「第2管理区分」以上の結果が出るようにしなければなりません。また応急措置として労働者に有効な呼吸用保護具を使用させるほか，産業医が必要と認める場合には健康診断を実施し，その他労働者の健康保持のための必要な措置を行います。また，これらの作業場では人体に短時間で悪影響を与える物質を扱っているため，半月～1カ月ごとの決められた頻度で職場環境を測定し，この評価結果は（安全）衛生委員会への報告が必要になります。

◉文献

後藤博俊（1989）労働安全衛生法における作業環境管理．安全工学 28；353-363.
日本作業環境測定協会（2019）作業環境測定のための労働衛生の知識 第4版．

5. 労働基準監督署と臨検

「労働基準監督署」は，厚生労働省の第一線機関で，労働基準法その他の労働関係法令に基づき，事業場に対する監督指導および労災保険の給付等を行っています。上部組織である都道府県労働局の指揮監督を受け，都道府県労働局は，さらに上部組織の厚生労働省労働基準局の指揮監督を受けています。労働基準監督署は，①労働基準監督官，②厚生労働技官，③厚生労働事務官という3種類の職員で構成されています。「労働基準監督官」は，事業場（会社や個人経営も含む）が労働基準法や労働安全衛生法等の労働関係法令を遵守しているかどうかを調査する権限を持っており，会社に対して監督指導する通常の「行政監督権限」と，取調べや逮捕，捜索差押を行うことのできる「特別司法警察職員」（特定の専門的な法知識を持った警察官）[10] としての強い権限を持っています。

❶ 労働基準監督署の調査の現状──臨検

臨検監督とは，労働基準監督署が行う調査で，通常は労働基準監督官が事業場に立ち入り，労働関係法令が遵守されているかどうかの調査を行い，違反している場合には行政指導 [11] を行います。この臨検の主たるものは，「定期監督」「申告監督」および「災害時監督」という3種類があります。その中でも「定期監督」と呼ばれるものが一般的で，各年度に定めた監督指導計画により調査対象事業場を選定し，過去の監督指導結果等も踏まえ，労働条件，安全衛生全般についての調査を行います。2020（令和2）年の東京労働局の調査によると，約75.5％の会社に何かしらの法違反がみつかりました。主な違反内容は，①違法な時間外労働があったもの（26.3％），②機械・設備等の危険防止措置に関する安全基準に関する違反があったもの（20.3％），③割増賃金不払があったもの

---

[10] 特別司法警察職員：特定の専門分野において犯罪事件の捜査にあたるため，一定の権限を付与された司法警察職員。労働基準監督官のほかに，海上保安官，皇宮護衛官，自衛隊警務官，麻薬取締官などもこの権限を持つ。
[11] 行政指導：法的拘束力はないが，一定の行政目的を達成させるために，特定の者に指導，勧告，助言をすること。

（19.3％）となっています。

　「申告監督」とは，労働者が，自分の働いていた（もしくは働いている）事業場について，労働関係法令に違反する疑いのある解雇，賃金未払，割増賃金不払，長時間労働などの労働条件や安全衛生に関する作業環境などについて労働基準監督署に申告（いわば駆け込みを）し，その情報を契機に労働基準監督官が行う臨検監督のことです。この場合，労働者保護のために申告があったことを当該事業主には明かさず，定期監督のように監督を行うケースと，労働者が退職後の場合などは労働者からの申告であることを明かして呼出状を出して呼出す場合もあります。また，「災害時監督」といって，一定程度以上の労働災害が発生した際に，原因究明や再発防止の指導を行うための調査もあります。

　臨検監督の結果，労働基準監督官が事業場に対して改善すべき点を指摘する場合，「是正勧告書（法令違反がある場合）」や「指導票（法令違反はないがガイドライン等に反している場合）」といった書類が労働基準監督官名で交付されます。法的な強制力はありませんが，指摘されながらも繰り返し是正しない場合や，悪質と判断された場合は，（稀ですが）検察庁に書類送検[12]されることもあります。

◉**文献**

東京労働局（2020）東京都内の労働基準監督署における令和元年（平成31年）の定期監督等の実施結果──75.5％の事業場に法違反の改善指導を実施．（https://jsite.mhlw.go.jp/tokyo-roudoukyoku/content/contents/000699476.pdf［2021年7月28日閲覧］）

---

[12] 書類送検：刑事手続において，司法警察員が被疑者を逮捕せず，または，逮捕後釈放した後に，被疑者の身柄を拘束することなく事件を検察官送致（送検）することを指す。

6. 第13次労働災害防止計画
——企業の安全・健康意識の向上

　労働災害防止計画とは労働災害を減少させるために国が重点的に取り組む事項を定める5カ年計画のことです。第13次労働災害防止計画（通称：13次防〔じゅうさんじぼう〕，2018～2022年）には，職場の健康確保対策，メンタルヘルス・パワーハラスメント対策や，高齢者，外国人労働者，障がい者，正規・非正規等といった雇用形態の違いを越えた安全衛生活動の展開の必要性などが記載されています（厚生労働省，2018）。また，「企業単位の安全衛生意識の醸成」，「安全衛生専門人材の育成」などの新たな視点が盛り込まれていることが特徴にあげられます（表4）。

表4　第13次労働災害防止計画の概要（厚生労働省，2018）

【重点事項】
1　死亡災害の撲滅を目指した対策の推進
2　過労死等の防止等の労働者の健康確保対策の推進
3　就業構造の変化及び働き方の多様化に対応した対策の推進
4　疾病を抱える労働者の健康確保対策の推進
5　化学物質等による健康障害防止対策の推進
6　企業・業界単位での安全衛生の取組の強化
7　安全衛生管理組織の強化及び人材育成の推進
8　国民全体の安全・健康意識の高揚等
【メンタルヘルスに関する事項】
・仕事上の不安・悩み・ストレスについて，職場に相談先がある労働者の割合を90％以上（71.2％：2016年）
・メンタルヘルス対策に取り組んでいる事業場の割合を80％以上（56.6％：2016年）
・ストレスチェック結果を集団分析し，その結果を活用した事業場の割合を60％以上（37.1％：2016年）

1 企業・業界単位での安全衛生の取り組みの強化

　労働災害の一層の減少を図るためには，安全技術を確実に継承するとともに，労働者の安全と健康を最優先する企業文化を醸成することが必要です（表4-6）。

　企業実務では，企業（グループ）トップに経営の意思決定を集中させるガバナンスが進められています。安全衛生の取り組みは基本的に事業場単位で運用されてきましたが，同計画では，企業トップに安全衛生の重要性を認識させるため，「企業単位で安全衛生管理体制の推進」を行い，「企業のマネジメントに安全衛生を取り込むこと」などを掲げています。

2 安全衛生管理組織の強化および人材育成の推進

　安全衛生行政では，この10年ほど労働安全衛生マネジメントシステム（Occupational Safety and Health Management System：OSHMS）【参照 第4章−3】を典型とするシステム化，マニュアル化やその普及を進めてきました。しかし，この仕組みを作っても，使いこなせる詳しい人材がいなければ定着させることも，活用することもできません（表4-7）。

　そこで同計画では，過重労働・メンタルヘルス対策，治療と仕事の両立支援対策などで役割が重要視されてきている産業医などの産業保健スタッフを中心に，安全衛生人材全体の育成の必要性を重視し，企業にも十分に認識させようと企図しています。また，経営者や全従業員への安全衛生教育制度の充実化も示唆されており，何らかの具体的対策が講じられる可能性があります。

3 過労死等の防止等の労働者の健康確保対策の推進

　同計画では，労働者の健康確保対策の強化（企業における健康確保措置の推進，産業医・産業保健機能の強化），過重労働防止のための健康障害防止対策の推進（時間外上限規制，面接指導の見直し（対象となる時間外労働時間や労働時間の管理方法の見直し）），ストレスチェックの活用や職場改善の実施，パワーハラスメント対策の実施などが具体的取り組みとしてあげられています（表4-2）。「過重労働対策・過労死防止対策」は第10次労働災害防止計画（2003年）

から継続して重点対策事項にあげられており，過労死やメンタルヘルス不調が長年社会問題としてクローズアップされていることがわかります。

▟ 高齢労働者の活用

　最後に13次防は，高齢者向けの対策を重視しています。高齢労働力の活用は，少子高齢化，年金財政のひっ迫など，さまざまな理由から国の重要課題となっています。高齢者は，若年者に比べて転倒，つまずきなどの労働災害に遭遇するリスクや，難治性疾患に罹患する可能性も高く，その対策は喫緊の課題です。また，（リスクの高い）高齢者の安全と健康を確保することで，安全衛生水準全体をも引き上げようとする意図がうかがわれます。

◉ 文献
厚生労働省（2018）第13次労働災害防止計画（2018年度〜2022年度）.
宮沢佳子（2018）総務の引き出し——健康管理. 月刊総務9月号；36-37.
淀川亮，三柴丈典（2020）リスクアセスメントを核とした諸外国の労働安全衛生法制度の背景・特徴・効果とわが国への適応可能性に関する調査研究の紹介. 労働安全衛生研究 13；173–180.

7. 働き方改革と産業保健

　「働き方改革」は，働く方々が，それぞれの事情に応じた多様で柔軟な働き方を，自分で「選択」できるような社会（一億総活躍社会）の実現に向けた最大のチャレンジと位置づけられています。長時間労働の是正や非正規労働者の処遇改善，賃金引上げと労働生産性の向上，子育てや介護と仕事の両立や治療と仕事の両立支援，テレワークや副業などが個別のテーマとしてあげられています。

　「働き方改革関連法」という法律が存在するわけではなく，①労働基準法，②労働安全衛生法，③労働時間等の設定の改善に関する特別措置法，④じん肺法，⑤雇用対策法，⑥労働契約法，⑦短時間労働者の雇用管理の改善等に関する法律，⑧労働者派遣事業の適正な運用の確保及び派遣労働者の保護等に関する法律，の8本の労働法の改正を一括して「働き方改革関連法」と表現しています。

時間外労働の上限規制・年5日の年次有給休暇の確実な取得（労働基準法の項で解説），同一労働同一賃金【参照 コラム6】，高度プロフェショナル制度，勤務間インターバル制度などは働き方改革に関連する重要ワードです。本書の第9章−1−❸でも触れていますが，厚生労働省のHPや働き方改革特設サイトも，ぜひ一度確認してみてください。

- 働き方改革特設サイト（https://www.mhlw.go.jp/hatarakikata/）
- 厚生労働省HP──「働き方改革」の実現に向けて（https://www.mhlw.go.jp/stf/seisakunitsuite/bunya/0000148322.html）

同一労働同一賃金

　「働き方改革関連法」（パートタイム・有期雇用労働法，労働者派遣法の改正）によって「同一労働同一賃金」の考えのもと，「均等待遇」・「均衡待遇」を求めるルールが，大企業で2019年4月，中小企業でも2021年4月から実施されています[13]。

　「均等待遇」とは，職務内容や責任の程度など働き方が同じであれば同一の待遇にしなければならないというもの，「均衡待遇」とは，職務内容や責任の程度など働き方に違いがあれば，その違いに応じてバランスのとれた待遇差にしなければならないというものです。

　ある会社において，基本給を「能力・経験」，「業績・成果」あるいは「勤続年数」に応じて正規雇用労働者[14]に支払っている場合，非正規雇用労働者[15]も実態が同じであれば同じ額，違いがあれば，違いに応じた額を支給しなければなりません。また，基本給が毎年，勤続に伴う能力の向上に応じて昇給する場合，非正規雇用労働者も同じように能力が向上すれば同じ額を昇給させ，違いがあればその違いに応じた昇給をしなければなりません。賞与も会社の業績への貢献度に応じて支給する方法を採用している場合，非正規雇用労働者が同じ貢献をしていれば同じ額を，貢献度に違いがあれば違いに応じた額を支給する必要があるということです。

---

[13] 派遣労働者は大企業，中小企業ともに2020年4月から。
[14] 正規雇用労働者：同一労働同一賃金においては通常の社員という（正規型・無期雇用フルタイム労働者）。
[15] 非正規雇用労働者：短期・有期雇用労働者のこと。

正規雇用労働者と非正規雇用労働者の間に待遇差があり，非正規労働者から求めがあった時にはその求めに応じて，事業主は相違内容および理由について説明を行う義務があります。

　なお，賃金や賞与等の支給決定ルール自体が正規，非正規で異なるケースもあります。「正社員だから」，「非正規だから」，「将来に期待される役割が異なるから」といった主観的・抽象的説明では足りません。職務内容，配置の変更範囲，その他の事情の客観的・具体的な実態に照らし合わせて，そのルールが不合理でないことについても，客観的かつ具体的な説明が求められます。

◉文献
厚生労働省（2019）不合理な待遇差解消のための点検・検討マニュアル──パートタイム・有期雇用労働法への対応（業界共通編）.（https://www.mhlw.go.jp/content/11909000/000494536.pdf［2021年8月2日閲覧］

🚹 産業医・産業保健機能の強化

　安衛法上の重要課題である産業保健の担い手であり，その役割の重要性が高まっているのが「産業医」です。働き方改革の（安心，安全の）セーフティーネットの担い手として，安衛法が改正され産業医・産業保健機能が強化されました。働き方改革は長時間労働抑制と生産性の向上を企図しており，労働密度の高まりによって，労働者がそのペースについていけずに健康を害したり，持病を悪化させる可能性もあります（三柴，2019）。そこで，産業医が高リスク者を見逃さず必要な情報が入手できるよう，健康に関する一定の情報[16]について，産業医の求めがなくても，または求めに応じて事業者より提供されるべきこととなりました。

　また産業医は，健康診断に基づく就業上の措置，作業環境，長時間労働の是正についてなど衛生や健康に関する問題点がある場合，事業者に「勧告」することができます。今回の改正によって事業者は勧告の内容や，その勧告を踏まえて講じた措置の内容（措置を講じない場合にあってはその旨・その理由）の記録を保管し，衛生委員会に報告することが求められます。衛生委員会は労使の交渉の場ではありませんが，産業保健の専門家や労働者が集う場ですので，これによってチェック機能が働き，産業医の「勧告」が軽んじられることなく，より実行力が高まることが期待されます（勧告権の強化・衛生委員会との関係の強化）。

---

[16] 健康に関する一定の情報：①健康診断，②長時間労働者に対する面接指導，ストレスチェックに基づく面接指導実施後のすでに講じた措置又は講じようとする措置の内容に関する情報（措置を講じない場合は，その旨・その理由）／時間外・休日労働時間が1カ月当たり80時間を超えた労働者の氏名・当該労働者に係る当該超えた時間に関する情報（高度プロフェッショナル制度対象労働者については，1週間当たりの健康管理時間が40時間を超えた場合におけるその超えた時間（健康管理時間の超過時間））など。

❷ テレワーク等に伴う働き方とコミュニケーション様式の変化が及ぼす影響

　2020年初頭から新型コロナウイルス感染症蔓延の影響により，「人と近づくことへの不安」から，その後次第に，「人と関われないストレス」が膨れはじめた感があり，関わりの乏しさが人の情操に大きく影響を及ぼしていることは否めないと思われます。時差出勤や在宅・テレワークに伴う働き方生活の変化が，人々のコミュニケーション様式をも変え，労働者のメンタルヘルスに及ぼしている影響としては，以下のようなことが考えられます。

　まず，オンラインやメールなどのテキストスタイル（文章）での伝達，交流が相対的に増えた状態が続き，この流れは，今後も定着する可能性が高いでしょう。ただ，一般にコミュニケーションで伝達される情報量は，対面，電話，メールの順に少なくなります。そして本来，私たちのコミュニケーションには，バーバル（言語的）とノンバーバル（非言語的）があり，その両方が相まって，機微な部分も含めた意思疎通が成り立ってきています。しかし，「顔が見えない」，「声が聴けない」状況では，ノンバーバルな伝達が欠落し，本来は互いの表情や態度などから察知され，おもんぱかられるとよいはずの部分が漏れ落ちたままの交信となってしまいます。そうなれば，言葉のニュアンスや「実のところは」（日本人に多い腹のうち）といった意思が伝わらないまま経過していく恐れがあります。

　言わば「ボタンのかけちがい」や「わかってほしいのに」という齟齬や不満がそのまま放置されると，人間関係上の問題も起こりかねません。最近，病棟勤務の看護師が「病床の患者さんとの近接できないコミュニケーションでは，どうも話が深まらない，機微な部分まで問えないし聞けない」体験をしているとも聞きます。また，テキストスタイルでは，作文に時間がかかる割には微妙な意図や心情を伝えるのは困難です。簡単な返信で済むものはいいのですが，複雑な内容や相手の微妙な意向については，何度か応答が必要な場合もあり，やはり伝えがたい肝心な部分が漏れ落ちるリスクがあるのです。

　こうしたコミュニケーション様式の変化，すなわち直接対面して話す機会が減ったことにより，オフィスワーカーを中心に長時間労働が増している事業場が少なくありません。しかも，テキスト伝達の増加に併せて，グループ全体の仕事の進捗を間近に確認しづらくなった管理職において，その傾向は強いよう

表6 テレワーク等に伴うコミュニケーション不足を解消するために

- 対面による打ち合わせやグループワークのための出社日を調整して設ける
- 進捗状況のホウレンソウ（報告・連絡・相談）は定期的に行うよう取り決める
- メール（テキスト）での不明点は，チャットや電話で迅速に確認しておく
- Skype，Zoom，Teams などのツールを組み合わせ，用途別に振り分ける
- グループごとに，雑談のための時間，会を設ける

に思われます。筆者が，産業医を務める事業場では，表6のような工夫を施し，管理職を含む長時間労働者への面接や睡眠衛生指導等を強化しています（小山，2021）。

◉文献

小山文彦（2021）職域で新型コロナウイルスに向き合う⑦──新型コロナウイルス感染症と心理ストレス．産業医学ジャーナル 44；26-30.
三柴丈典（2019）産業医の助言・指導・勧告をめぐって──法律家の立場から．産業医学ジャーナル 42；16-24.

「働き方改革」の一端を担う
テレワーク[17]という働き方

　情報通信技術（ICT）を活用した，場所や時間にとらわれない柔軟な働き方のことをテレワークといいます。近年少しずつ導入する企業が増えてきていましたが，2020年4月の新型インフルエンザ等対策特別措置法に基づく「新型コロナウイルス感染症緊急事態宣言」発出とともに（半強制的に）多くの企業が活用することになりました。「通勤時間が減ってプライベートな時間が増えてよかった」，「労働生産性が上がった」という前向きな意見がある一方，「在宅勤務ではオンとオフの区別がつきづらく家庭に仕事が侵入してきているような苛立ち（またその逆）」，「出勤している同僚に対する罪悪感」，「（就業環境が整っておらず）無理な姿勢による肩こり，腰痛」などの不満があげられていました。また，主に若手従業員からは「わからないことがあっても周囲に気軽に聞くことができない」，「画面越しの指導（叱り）は通常より強度が高く感じる」などの相談も寄せられました。労務管理上の問題点として「部下の仕事の進捗状況がわかりづらい」，「労働時間の把握が難しい」，「さぼっているのではないかと疑心暗鬼になる」といった問題点もあげられます。

　今後テレワークを促進するにあたり，今まで以上に孤立感やサポート不足などを補う工夫（コミュニケーションを増やす方法）を行うことが必要です。毎日短時間でもいいので，Web面談ツールなどを活用し，チーム内でコミュニケーショ

---

[17] テレワーク：リモートワークはオフィスから離れた場所（リモート）で働く（ワーク）」という意味合いで使われている。必ずしもICTを使用しているかどうかは関係ないが，テレワークとほぼ同意味で使われることが多い。

ンを図るとともに，産業保健スタッフは，テレワークで生じやすい心身の健康について適宜情報提供を行い，リスクの高い従業員にはweb面談を実施するとよいでしょう。

　テレワークであっても，過重労働は心身の健康を損ねます。労働時間を適正に把握するとともに「業務時間外は端末などにログインできないようにする」，「残業を事前申請制度にする」，「業務時間外の報告を抑制する」，「テレワーク社員にストレスチェック実施」などの対策も検討されます。

　そしてもっとも重要なのが評価制度です。テレワークでは社員が働いている様子を見ることができず，従来のプロセス重視の人事評価制度ではうまく対応できません。テレワーク社員が，モチベーション高く仕事を行えるよう，「自分の課された役割でどのように会社に貢献できるか」をそれぞれが理解し，その職務に取り組めているか，そして成果はどうか，といった成果で評価を行うノウハウの蓄積も必要になってくるでしょう。

第4章

活動のフィールド
労働衛生管理

　職場のメンタルヘルスにおける活動のフィールドは，「労働者が仕事をしている現場」そのものであり，そこにおいて労働者の心身の健康を守り，安定して就業を継続するための活動を「労働衛生管理」，または「産業保健活動」といいます。労働衛生管理という用語は，本来，業務で取り扱う有害物質や有害作業から労働者の健康や安全を守る活動を指し，古くからの「職業病への対策」に端を発しています。産業保健活動という用語は，労働衛生管理とほぼ同義ですが，有害物質や有害作業だけではなく生活習慣やストレスなど，より幅広い健康阻害因子とそれに関連した「作業関連疾患への対策」を含んだ用語です。また，人の生涯の観点からは，母子保健，学校保健，産業保健，地域保健，老人保健の中で位置づけられており，公衆衛生的視点からの用語ということもできます。

　私たち産業保健スタッフには，目の前の労働者個人を診る（臨床的視点）だけでなく，労働者の集合体としての職場集団や職場環境そのものを診る（公衆衛生的視点）という，視野の広さやバランスの取れた視点が求められています。そのためにも，職場の働き方の特性を深く知ることは，有害作業対策の観点でも重要ですが，ストレス対策の観点からも極めて重要ということができます。

1. 労働衛生の3管理とは
——作業環境管理, 作業管理, 健康管理

　労働衛生対策の本質は, 就業に関連して発生する労働災害や心身の健康障害を防ぐことにあります。そのためには, 事業者が安全や健康に配慮して労働者に就業してもらう義務（＝安全配慮義務）を遂行することが重要です。その基本となるのが「労働衛生の3管理」といわれる考え方です（図1）。労働衛生の3管理には, 作業環境管理, 作業管理, 健康管理があります。

　「作業環境管理」は, 労働者が作業する職場の環境自体を適切に管理することです。有害物質を使う職場であれば作業環境での有害物質濃度の低減対策や使用設備の整備・改善などが該当します。「作業管理」は, 労働者の作業自体を適切に管理することです。長時間労働を避けるような労働時間管理や有害物質を取り扱う作業に対する保護具の準備と適切な着用などが該当します。「健康管理」は, 健康診断やストレスチェックの実施等を通して労働者の健康状態の気づきを促し, 健康障害の早期発見やその改善のための保健指導, 面接指導, 事後措置として就業上の配慮の実施などが該当します。これらの3管理を通して, 労働衛生対策では就業による健康影響を最小限に抑えることを目指しています。

　実際の現場では, 3管理のうち, 特に健康管理の比重が重くなっています。し

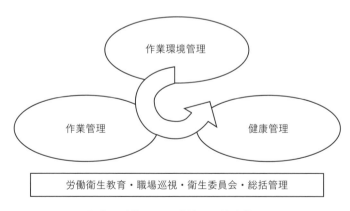

図1　作業環境管理, 作業管理, 健康管理の関係

かし，健康障害を予防する観点から見ると，この3管理には作業環境管理→作業管理→健康管理という本来のやるべき順序があります。就業による健康影響の予防には，図1にあるように，まずは労働者が働く環境を適切に管理（作業環境管理）することや働き方自体を適切に管理すること（作業管理）が予防的な観点では上流にあり，それらが適切に管理された上で次に健康管理が来るという関係になります。有害物質を取り扱う職場を例として考えてみると，この関係は理解しやすいでしょう。有害物質を取り扱う職場では，上流に該当する作業環境管理，作業管理のような発生源に対する対応が重要で，健康管理だけでは対策として不十分です。一方，作業環境管理がほぼ適切に管理されているオフィス職場を考えてみると，作業管理として長時間労働の過重な状態が続く場合，いくら健康管理に力を入れても，長時間労働による心身の健康障害の対策としては不十分な可能性があります。同様に，職場のメンタルヘルス対策においても，復職支援等の事後対応としての健康管理ばかりに重点を置いても後追いになるばかりです。職場のストレス状況を把握してその改善をしていかなければ，予防対策としては不十分といえるでしょう。我が国の産業保健上の大きな課題である長時間労働対策やストレス対策においても，予防的観点に立てば，3管理の考え方は有効です。つまり，労働衛生の3管理においては，上流から対策を打っていくこと，さらに3管理をうまく連携して活用する産業保健スタッフの力量も必要です。産業保健スタッフには，産業医，産業看護職や衛生管理者，そして心理職が位置づけられ，3管理の連携の観点からは，人事や職場から，職場や作業の状況を的確に把握できるように十分な情報連携やコミュニケーションを行います。

　また，労働衛生対策は専門スタッフばかりで取り組むわけではありません。当事者として労働者の参加は重要であり，3管理を進める上でもその要点を労働衛生教育を実施して労働者に周知徹底していく必要があります。例えば，作業管理の一環として有害作業に対する保護具が職場で準備されていても，その趣旨や必要性，適切な使い方が周知されていなければ，労働者自身が保護具を適切に使わず作業を続けてしまうこともあります。その作業に従事する労働者全員に，雇い入れ時や配置換え時などの事前の教育機会を設けておくことは必要でしょう。また，労働者や管理職に対して，メンタルヘルス教育を実施することも労働衛生教育の一環ということができます。

なお，産業保健活動を進める上で関わる人物たちとの関係性や専任義務については，「産業保健にかかわる組織・人物連携相関図」【参照 はじめに】にまとめてありますので，そちらも参照してください。

2. 衛生委員会と職場巡視

　労働衛生の3管理に加えて，産業保健の基本的な仕組みや活動として，事業場における「衛生委員会」と「職場巡視」があります。

　事業者は労働安全衛生法等に基づき，事業場での安全衛生や健康管理のさまざまな問題について，労使双方がその対策の調査や審議を行う会議体として衛生委員会を設置します。衛生委員会は表1のように，労働者数が50人以上の規模の事業場では設置することが事業者に義務づけられています。業種により安全を取り扱う安全委員会の設置も規定されており，実際には安全と衛生を一緒

表1　（安全）衛生委員会に関する労働安全衛生法・労働安全衛生規則のまとめ

1. 設置：安全委員会（法17条），衛生委員会（法18条），安全衛生委員会（法19条）
2. 構成員（法19条第2項）：
   →委員の半数は労働組合，また労働者の過半を代表する者から事業者が指名
   • 総括安全衛生管理者（議長），事業を統括する者等
   • 安全管理者，衛生管理者
   • 産業医
   • 安全・衛生に関し経験を有する労働者
3. 開催頻度（則23条第1項），周知（則23条第3項），記録（則23条第4項）等：
   • 開催頻度は，毎月1回以上の開催
   • 周知は，開催後遅滞なく議事の概要を労働者に以下の方法で知らせる
     ① 常時各事業場の見やすい場所に掲示する，備えつける
     ② 書面で労働者に送付する
     ③ 電子的記録として労働者が確認できるようにする
   • 記録は，3年間保管する

に取り扱う「安全衛生委員会」として設置されている事業場が多くあります。また，50人以上という労働者は，「常時使用する労働者」として雇用形態に関わらず，常態として使用する労働者の人数です。50人未満の小規模事業場では，衛生委員会の設置義務はありませんが，関係労働者の意見を聴くための機会を設けることが規定されています。

　衛生委員会の構成メンバーは法的に定められています。議長には，総括安全衛生管理者または事業を統括する者等の責任のある立場の人がつき，事業者の責任のもとで事業場の安全衛生活動を進める体制を作ります。議長を中心に，会社側委員と労働者側委員が半分ずつ同数で構成され，労働者側委員は労働組合がある場合にはその労働組合，ない場合は労働者の過半数を代表する者の推薦に基づき事業者が指名します。会社側委員は，衛生管理者，安全管理者，産業医等から事業者が指名します。衛生委員会の活動では事務局の役割は重要であり，通常は衛生管理者を中心に事務局として衛生委員会の準備から進行サポート，記録管理までを行います。衛生委員会は毎月1回開催され，委員会の結果は議事録等で，すべての労働者に周知することが重要です。

　衛生委員会で調査や審議する内容として，法的には，①労働者の健康障害を防止するための基本となるべき対策に関すること，②労働者の健康の保持増進を図るための基本となるべき対策に関すること，③労働災害の原因及び再発防止対策で衛生に関すること，④その他の労働者の健康障害の防止及び健康の保持増進に関する重要事項，の4つがあげられています。

　衛生委員会ではその議事録を作成して労働者に周知します。議事録は主に衛生管理者や事務局担当者が作成して，文書として広く労働者に伝わるようにすることがポイントです。調査や審議を実施した内容が適切に職場や労働者に伝わらない場合は，せっかくの衛生委員会の活動が無駄になりかねません。事業場によっては，衛生委員会に下部組織を設けて説明会を開くなど，より踏み込んで周知するところや，職場代表としての衛生委員会の委員が各職場で重要な点を掲示しながら説明をするところもあります。また，記録は3年間の保管義務が生じます。

　衛生委員会での具体的な調査・審議事項は表2により詳しくあります。①〜⑪の11項目のうち，職場のメンタルヘルスに関連するのは，主に④，⑧，⑨，⑩となります。④については，労働者に対するメンタルヘルスのセルフケア教

表2　衛生委員会の調査・審議事項（労働安全衛生規則第22条）

①衛生に関する規程の作成に関すること

②危険性又は有害性の調査及びその結果に基づき講ずる措置のうち衛生に関するもの

③衛生に関する計画の作成，実施，評価，改善に関すること（PDCAサイクル）

④衛生教育の実施計画の作成に関すること

⑤有害性の調査並びにその結果に対する対策の樹立に関すること

⑥作業環境測定結果及びその結果の評価に対する対策樹立に関すること

⑦定期健康診断等の結果及びその結果に基づく対策樹立に関すること

⑧労働者の健康の保持増進を図るため必要な措置の実施計画の作成に関すること

⑨長時間労働による健康障害の防止を図るための対策樹立に関すること

⑩労働者の精神的健康の保持増進を図るための対策樹立に関すること

⑪行政から文書により命令，指示，勧告又は指導を受けた事項のうち，労働者の健康障害の防止に関すること

育の実施，管理職に対するマネジメント教育の実施があります。セルフケア教育では，ストレスへの気づき，ストレスチェックの活用，睡眠，ストレスコーピング等の内容があり，マネジメント教育では，早期発見・早期相談対応，管理職と専門職の連携，ストレスチェックの集団分析の活用，復職支援等の内容があります。⑧については，「労働者の心の健康の保持増進のための指針」（平成18年3月31日健康保持増進のための公示第3号）に基づき，事業場の「心の健康づくり計画」の作成とその後の実施状況の確認等があります。⑨については，長時間労働がメンタルヘルス不調にも関連することから，過重労働の面接指導の実施やその結果の検討，長時間労働自体を削減するための対策としてノー残業デーや年次有給休暇取得の推進などの一次予防策の推進等も考えられます。⑩については，「4つのケア」【参照 第5章−2】の推進やストレスチェックの実施規定の検討等があります。このように，事業場の安全と衛生に関するさまざまな内容を調査・審議する場として，衛生委員会の活用は重視されています。

　職場巡視は，作業環境を実際に見て，安全面や健康面の問題点を見出し改善していくことを目的としています（表3）。基本的な職場巡視には，衛生管理者による週1回の巡視，産業医による月1回の巡視があります。事業者は産業医

表3　職場巡視の意義と目的等

根拠法令

衛生管理者の定期巡視：労働安全衛生規則第11条

産業医の定期巡視　　：労働安全衛生規則第15条

産業医の勧告　　　　：労働安全衛生規則第14条第3項

目的

- 作業環境管理や作業管理の視点から安全衛生上の課題を指摘し改善する
- 作業環境管理，作業管理，健康管理を有機的に結び付ける
- 労働者の業務内容を理解することで，産業医による適正配置判断の参考とする
- 職場の管理監督者と産業医・衛生管理者のコミュニケーションを図る

に対して，職場巡視を実施する機会と情報を提供しなければなりません。産業医としても，作業の現場を実際に訪問して定期的に巡視することで，作業環境管理，作業管理，さらには健康管理を有機的に結びつけることが可能となり，職場に起因した心身の健康上の課題の把握と改善の検討をすることができます。また，産業医が職場巡視を通して業務内容の理解を深めておくことは，労働者の適正配置の判断にとても役に立ちますし，職場の風土や企業自体への理解にもつながります。つまり，産業医にとって職場巡視は，労働者や職場を深く理解するための一種の「職場の診察」のようなものであるといえるでしょう。また，職場巡視をすることで職場からは産業医や衛生管理者の存在が見えるようになり，相談しやすくなることも期待できます。

　これらの衛生管理者や産業医の職場巡視の情報を衛生委員会や各職場巡視時に互いに共有しておくことで，産業医・衛生管理者の双方にとり，より充実した職場巡視となります。

3. 労働安全衛生マネジメントシステムとPDCAサイクル

　企業における労働衛生対策には，法的な労働衛生対策と自主的な労働衛生対策があります。「法的な労働衛生対策」では，主として労働安全衛生法とその関連法規により，各事業者の責任で実施されます。労働安全衛生関連法規には，事業場における安全衛生管理体制の構築から，作業環境管理，作業管理，健康管理といった労働衛生の3管理など，幅広い内容が網羅されています。また，告示や通達等を通して，より詳細な労働衛生対策の内容が規定されており，全国津々浦々の事業場まで，一定水準の労働安全衛生のレベルに到達できるように配慮されています。

　一方，表4にあるように，法的な労働衛生対策と対比されるものとして，「自主的な労働衛生対策」があります。これは，安全面や健康面のリスクの程度や事業場における優先度等を考慮して，事業者が自主的に計画・実施する労働衛生対策のことを指します。両者とも，労働災害の防止や事業者の安全配慮義務の遂行を目指している点は変わりません。自主的な労働衛生対策の取り組みには事業場や労働者の安全衛生意識の向上にも効果がありますが，法的に詳細な規定がない部分では，どのように実施のプロセスを作っていくかなどの困難さもあります。

　自主的な労働衛生対策が期待される背景には，法的な労働衛生対策を補完するだけでなく，より早期に問題の芽を摘むという観点があります。例えば，2012

表4　法的な労働衛生対策と自主的な労働衛生対策の比較

	法的な労働衛生対策	自主的な労働衛生対策
目的	労災防止，安全配慮義務の遂行	
実施根拠	労働安全衛生関連法規	リスク・優先度
手法	法令遵守	リスクアセスメント・PDCAサイクル
特徴	項目列挙型	リスク評価型
長所	全国に普及できる	法規制とは別に対応できる
短所	法制化のタイムラグがある	事業者ごとに差異ができる

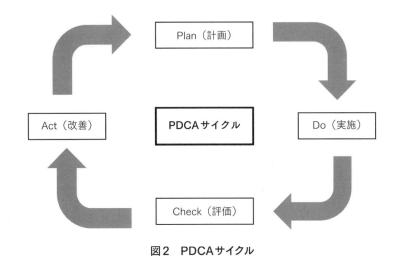

図2　PDCAサイクル

（平成24）年には大阪の印刷業者において，校正印刷業務に従事する労働者に
胆管がんが多く発症していたことがわかり，大きな社会問題となりました。調
査の結果，原因物質は1, 2-ジクロロプロパンであることがわかりました。1, 2-
ジクロロプロパンは，従来の有機溶剤中毒予防規則による規制物質でしたが，
今回の胆管がんの多発事例を契機に法的な規制が強化され，新たに特定化学物
質障害予防規則の対象物質となりました。この事例では換気の不十分さなど本
来やるべき作業環境管理の不足が一因にあげられますが，法的な労働衛生対策
のみではどうしても対策が「後追い型」になってしまい，遅れることがありま
す。自主的な労働衛生対策が期待される背景には，このような個別の業種や職
種の特徴により，法的な労働衛生対策の弱点を補うものとしてより一層の普及
が期待されています。

　自主的な労働衛生対策においては，その根幹として「リスクアセスメント」
と「PDCAサイクル」に基づく運用管理が重視されています。PDCAサイクル
は，元々は事業活動における生産管理や品質管理の改善手法であり，主に製造
現場で広く使われているものです。Plan（計画）− Do（実施）− Check（評
価）− Act（改善）の4つのステップを順序に沿って繰り返すことで，計画的か
つ継続的に業務の改善を目指します（図2）。

表5　PDCAサイクルの実施内容の例

Plan（計画）	・リスクアセスメント（危険性または有害性の調査の実施等） ・安全衛生の目標の設定 ・実施事項の決定 ・緊急事態への対応等 ・年間の安全衛生計画の作成
Do（実施）	・安全衛生計画の実施等
Check（評価）	・実施内容の日常的な点検，評価 ・労働災害発生時の発生原因の調査等 ・安全衛生計画の進捗，状況の点検，評価等
Act（改善）	・日常的な点検，評価に基づく改善 ・安全衛生計画の進捗，点検，評価に基づく改善 ・改善を次年度のPlanに反映

　Planにおいては，業務や対策の計画を立てます。次にDoにおいては，Planで立てた業務や対策の計画に沿って実施します。さらにCheckにおいては，Doで実施した業務や対策の実施が計画に沿っているかどうかを評価します。そしてActにおいては，Checkで評価した実施や対策が計画に沿っていない部分や新たに見出した問題点について改善対応をします。これらの4つのステップをひとつずつ行い，最後のActを次のサイクルのPlanにつなげることで計画的かつ継続的な改善を実現します。つまり，自主的な労働衛生対策においては，PDCAサイクルを活用することで，螺旋的に回しながらレベルアップしていくことができます。

　自主的な労働衛生対策においては，職場に潜在的に存在する危険性または有害性を明らかにするとともに危険性や有害性を低下させることで，労働者の健康の保持増進や快適職場の形成につなげていきます（表5）。これをリスクアセスメントといいます。そのため，Planでは，職場に潜在する危険性または有害性等の調査（リスクアセスメント）の実施，安全衛生の目標の設定，実施事項の決定，緊急事態への対応等の取り決めなどを行った上で，安全衛生計画を作成します。多くの事業場では，安全衛生計画は年間計画の形で作成されていま

す。次に，Doでは，Planで作成した安全衛生計画に沿って，年間スケジュール
を順次実施していきます。さらに，CheckとActは日常的な点検や改善等の機
会を設けて行います。これらには，事業場の安全衛生委員会の場などを活用し
て，実施状況の点検や評価などを行うことも有効です。また，年間の安全衛生
計画や安全衛生の目標に沿って，Checkとして評価や，Actとして改善を行って
いきます。ストレスチェックにおける集団分析はリスクアセスメントのひとつ
ということもできるでしょう。

　これらの自主的な労働衛生対策のPDCAサイクルを進める上で，もっとも重
要なステップは，事業者または事業場の安全衛生の責任者が自主的な労働衛生
対策を実施することについて「事業場の安全衛生方針の表明」という形で労働
者と共有することです。経営層または事業場トップのメッセージとリーダーシッ
プのもとに，各担当の役割や権限，責任を明示することで，労働者も巻き込み
ながら，自主的な労働衛生対策として事業場に根付かせていく基礎となります。
法的な労働衛生対策には法令遵守という明確な手法がありますが，自主的な労
働衛生対策を適切に遂行するにはトップメッセージとしての安全衛生方針の明
示は重要です。

　自主的な労働衛生対策の代表例として，労働安全衛生マネジメントシステム
（Occupational Safety and Health Management System：OSHMS）があります。
製造業を中心に，品質（ISO9000シリーズ）や環境（ISO14000シリーズ）等の
マネジメントシステムの導入が広がっていますが，労働安全衛生の分野でも
OSHMS認証として，ISO45001の導入が進みつつあります。マネジメントシス
テムは，PDCAサイクルが運用管理の中心を構成しており，事業者による安全
衛生方針の表明，体制の整備，労働者の意見の反映，明文化，記録管理を行い，
PDCAサイクルを回した上で，システムの見直しをかけ，労働安全衛生の水準
向上を目指していくことができます。OSHMSの導入により，経営層も含めた
全社的な推進体制が整備されること，潜在的なリスクや有害性の評価（リスク
アセスメント）とそれらのリスク低減への取り組みにより本質的に安全で健康
的な職場づくりへの取り組みが推進されること，自主的な対応の促進により組
織的，経済的かつ効果的な活動が推進されることが期待され，これらにより，
労働災害の減少，安全衛生水準の向上，さらにはビジネス推進上の信頼性の向
上につながることが期待されます。

4. 労務管理と環境調整，疾病管理

　このほかにもメンタルヘルス不調者の治療と仕事の両立を支援する上で重要な点に，労務管理，環境調整，疾病管理があります。

　労務管理は，人事担当や管理職が職場における勤務状況を適切に把握・管理することです。例えば，メンタルヘルス不調がある社員が長時間の残業を続けることは健康面において望ましくないことですから，就業時間や残業時間を調整することが必要です。また，たびたび突発的な休みや遅刻が発生してしまうような場合もあり，適切な労務管理の観点から，健康面の情報だけでなく，勤務が安定しているかという情報を重視します。産業保健における支援においては，健康面の安定とともに労務管理面の安定が重視されます。このため，労務管理の状況を人事担当や職場の管理職から共有してもらうことも有用です。

　環境調整は，働く環境を職場で受け入れが可能な範囲で適切に調整することを意味します。メンタルヘルス不調に影響する要因や背景は，職場の内外双方にあります。環境調整では，復帰初期やメンタルヘルス不調の状況により，仕事の量や質の調整（残業時間や仕事内容等）をすることや，対人関係ストレスが主要な要因の場合には業務を進めるチームの変更など，職場で働く環境の調整を行うことで，体調と就業の安定を目指します。この場合，職場が受け入れられる調整であることが重要なポイントとなります。

　産業保健における疾病管理は，通院しながら就業している場合に，通院と服薬を自己判断で中止したりせず，主治医とも相談しながら適切に継続できるような自律性を支援することです。メンタルヘルス不調者と面接すると，通院や服薬の自己中断事例や長期の服薬に過度の心配をする事例があります。このような場合は，主治医へどのように伝えるかを支援することもひとつの重要なポイントといえます。直接の治療は主治医と労働者本人との治療関係に基づいて行われますが，その関係性を阻害せず，適切に通院と服薬が継続できるように支援することは大切です。

職場の
メンタルヘルス対策の基本

第**5**章

メンタルヘルス対策の勘所

---

1. 職場のメンタルヘルス対策の意義

　職場におけるメンタルヘルスケアが目指すものは，すべての労働者が健康で，活力を持ちながら働けるための環境づくりにあります。そのための配慮と援助を行うこと，およびそれらの活動が円滑に実践されるような体制・仕組みを作り，実践することが「ケア」となります。前述の産業保健の原則に従い，すべての労働者を対象としていることが大前提となります。すなわち，健康でいきいきと働いている人，高ストレス状態にある人（ストレスチェックとの関連），何らかの疾患を抱えている人（両立支援との関連）等，すべての人とそのコンディションに沿ったケアを施すことが肝要です。ゆえに，メンタルヘルスケアを実践する基本的な意義は，心の健康確保，働く人とその家族のwell-beingをかなえることであり，この意義と強く関連する主要な課題は次のとおりです。

1 職場における生産性低下の防止

　メンタルヘルス不調に陥った場合，例えば，「仕事への根気が続かなくなる」，「さまざまな判断が鈍る」，「普段なら短時間でできていた仕事にずいぶん時間がかかるようになる」など，労働パフォーマンスが低下してきます。また，睡眠－覚醒リズムの乱れや気分変調により，朝に不調となる場合が多いため，遅刻や勤怠の乱れが増えていきます。さらに一旦休業になった場合はそこから長期にわたる場合も多くなり，不安定就労に陥ってしまいます。多くの企業では長期

休業者の3〜5割がメンタルヘルス不調によるとされており，不調による休業や欠勤（アブセンティーイズム：absenteeism）と，就業していても低パフォーマンスが続く状態（プレゼンティーイズム：presenteeism）は大きな問題となってきています。

❷ 生産性や活力の向上

メンタルヘルス不調に陥った人だけでなく，従業員全員や組織を対象として職場環境改善を行ったり，組織開発を行ったりすることは，従業員の労働生活の質を高め，ワークモチベーションを維持し，生産性や活力の向上につながります。

❸ リスクマネジメント

メンタルヘルス不調により，睡眠障害や抑うつ気分，意欲・発動性の低下が起こる場合，併せて注意・集中力の低下をきたす場合も多く，不安全行動や事故などにつながることがあります。場合によっては，通勤災害を含む労働災害になりかねません。また，作業中の不注意や事故が，本人だけでなく同僚や顧客などの安全と健康も脅かしかねないのです。そのような場合，不安全行動やメンタルヘルス不調に対する事業場側の対応が不適切だったがために，不調の増悪や，労災請求，民事訴訟につながる場合もあります。これらのトラブルやリスクを低減，防止するためにも，職場におけるメンタルヘルスケアは大変重要な課題といえます。

❹ 民事訴訟（安全配慮義務違反）と会社のリスク管理

安全配慮義務の履行は労働者のためのみならず企業自身の身を守ることにもつながります。「安全配慮義務」とは何か，心理職としても押さえておきましょう。

労使関係における安全配慮義務とは，主に使用者（会社）が労働者の安全（と健康）につき必要な配慮をする義務のことです。この義務が初めて認められたのは，公務員とその使用者である国との関係について争われた事案で，陸上自

衛隊員が，敷地内の車両整備工場で車両整備を行っていたところ，バックしてきたトラックにひかれて命を落としました。最高裁は，「国は，公務員に対し，国が公務遂行のために設置すべき場所，施設もしくは器具等の設置管理または公務員が国もしくは上司の指示の下に遂行する公務の管理にあたって，公務員の生命及び健康等を危険から保護するよう配慮すべき義務（安全配慮義務）を負っている」と判断しました（自衛隊八戸車両整備工場事件：最高裁昭和50.2.25）。その後，民間の労使関係についても，最高裁で同じような判決が出され（川義事件：最高裁昭和59.4.10），労使関係やそれに準じるような特別な接触関係に伴う義務として確立し，2007（平成19）年に労働契約法が成立すると，判例法理[1]を確認する形で，「使用者は，労働契約に伴い，労働者がその生命，身体等の安全を確保しつつ労働することができるよう，必要な配慮をするものとする」と規定されました【参照 第3章−2】。もっとも，これは，労働契約関係下の安全配慮義務を定めたにすぎず，この義務は，学校と生徒，元請−下請労働者など，さまざまな接触関係下でも生じます。

　安全配慮義務が生じる大切な条件のひとつが，それを果たさなければ災害が生じ得るという予見可能性です。それが認められない場合，帰責性を欠く（過失がない）などとして損害賠償請求が認められない場合もあります。しかし，その具体的な判断は，被災者を救うに値するか否かについての裁判所の価値判断によって大きく左右されます。

　昨今は，過労やメンタルヘルス不調が社会問題化しているので，その対策も義務の内容と考えられるようになっています。そうなると，労働者の個別事情や心情をおもんぱかった対応が求められることになります。例えば，東芝うつ病事件の最高裁判決（最高裁平成26.3.24）は，うつ病に罹患しているという情報は，「労働者本人から積極的な申告が期待し難いことを前提とした上で，必要に応じてその業務を軽減するなど労働者の心身の健康への配慮に努める必要があるものというべき」であり，本人が会社に病気であることを伝えず，会社が適切に対応し難かったとしても本人に過失はないと判断しています。

　以上の通り，労使関係における安全配慮義務とは，要するに，安全衛生に関わるリスクマネジメントの義務ということであり，その内容は，個々の事情や

---

[1] 判例法理：裁判所が示した判断の蓄積によって形成された考え方。

> (1) 労働災害防止措置が適切に行われているか（安衛法・規則等の遵守／ガイドラインの活用／危険の調査・管理・対応）
>
> (2) 持病（基礎疾患や既存疾患）を含む素因からの発症や増悪の防止を行っているか（健康診断事後措置対応／労働者の不調に敏感，かつ医師等の意見の活用）
>
> (3) 労働時間を適正に把握し，業務が過重になっていないか（タイムカードの活用などガイドライン（厚生労働省，2017）に沿った労働時間の把握）
>
> (4) 人員配置は適切で，仕事の質，量が適切か，個々人にマッチしているか
>
> (5) 人間関係は良好か，ハラスメントの措置義務が適切に履行されているか
>
> (6) 職場の管理職は安全衛生を重視する風潮にあり，組織の責任者が積極的に安全・衛生に関与しているか
>
> (7) 一連の対応について記録を保管しているか
>
>
>
> 合理的な手続きを踏んで行った措置を顕在化させることが重要

図1　会社のリスク管理のポイント

社会的な背景によっても異なるので，「○○さえ守っていれば果たされる」という黄金律はありません。

　リスクマネジメントを怠ると，巨額の損賠賠償を支払う法的責任だけでなく，社会的信用の低下，社員の会社離れといったさまざまなデメリットが生じます。そこで日頃より安全衛生等に関する意識を高く持ち，労働安全衛生法上の最低基準の遵守はもちろんのこと，行政が公表するガイドラインなどを参考に，労働者個々人のメンタルヘルスの状態や体調など，健康に関することを注視していくことも重要です（図1）。産業保健スタッフはこの安全配慮義務履行を，専門的な立場から補助することがその職務上求められています。

◉文献

厚生労働省（2017）労働時間の適正な把握のために使用者が講ずべき措置に関するガイドライン．（https://www.mhlw.go.jp/stf/seisakunitsuite/bunya/koyou_roudou/roudoukijun/roudouzikan/070614-2.html［2021年7月1日閲覧］）

三柴丈典（2012）安全配慮義務．産業ストレス研究；19：185-187．

三柴丈典（2017）使用者の健康・安全配慮義務．日本労働法学会 編：講座 労働法の再生 第3巻——労働条件論の課題．pp.276-296．

三柴丈典 (2018) メンタルヘルスと安全配慮義務. 産業精神保健 26 (特別号);
109-114.

2. 4つのケア

　職場のメンタルヘルスケアに臨むために必要なことは，まず，労働者のスト
レス状況，ストレス反応，疾患への知識を持つことです。これまでの解説を基
礎に，具体的なアクションとしては厚生労働省の「労働者の心の健康の保持増
進のための指針」（メンタルヘルス指針）に定められた「4つのケア」がありま
す（厚生労働省，2006）。

　1つ目は，労働者が自ら行う「セルフケア」，2つ目は上司による「ラインに
よるケア」，3つ目に「産業保健スタッフによるケア」，そして，企業内におけ
るこれら3つのケアでは対応しきれない場合，4つ目の「事業場外資源によるケ
ア」が加わります。専門医（かかりつけ医），EAP（Employee Assistance
Program：従業員支援プログラム）などがこれにあたります。そして，この4つ
のケアは，それぞれが単独ではなく，互いに連携することで奏功します。そし
て，どうやってケアを施すか（手法），また，誰がどこまで守るのか（守備範
囲）を分けてみると，守備範囲により手法が異なること，状況に応じたケアの
範囲（度合い）が理解できるかと思います。

　次に，メンタルヘルス指針の示す4つのケアの意味合いを整理してみます
（表1）。まず，（1）自分が変調に気づき，対処すること（コーピング）はセル
フケアの段階，（2）周りから気を配り，支持すること（マネジメント）はライ
ンによるケアの段階（環境や処遇の改善，対話など），（3）支持的対話，傾聴
（リスニング，カウンセリング）は産業保健スタッフによるケアの段階（個別相
談，ラインによるケア構造や医療機関等との連携，職員や管理者への研修会開
催など），（4）症状の緩和，治療（セラピー）は事業場外資源によるケアを要す
る段階（外部EAPサービスや医療による支援，治療），といった形で行われる
のが4つのケアの体系です。

　職場内で起こったメンタルヘルスの問題は，「事例性」（どれだけ職場内で「い
つもとちがうこと」として浮上するか，またはその度合い）のレベルに応じて

表1　職場におけるメンタルヘルスケア

手　法	守備範囲
気づき，対処すること （コーピング）	セルフケア （自身の生活習慣改善や休息など）
気配り，支持すること （マネジメント）	ラインによるケア （環境や処遇の改善，相談など）
支持的対話，傾聴 （リスニング，カウンセリング）	産業保健スタッフによるケア （個別相談，ライン，医療機関との連携，管理監督者への研修など）
緩和，治療 （セラピー）	事業場外資源によるケア （医療，支援サービスによる治療・支援）

ケア側の守備範囲が変わるといえます。例えば，仕事への適性や上司との人間関係の悩みであるのか，それとも，うつ病等の疾病によって注意力低下が起こり仕事のミスが増えているのか，この両者ではケアの手法も担い手も変わってきます。職場内では判断がつかず，要治療となったレベルの事例性は「疾病性」という言葉に変わります（図2）【参照 第2章－1－2】。

　例えば，主治医は治療が必要な人の疾病性を緩和できても（治療はできても），医師による治療だけでは事例性を解決できない場合があります。病状は回復したが，どこまで仕事ができるようになっているのか，どんなことに職場側が気をつけたらいいのか，治療面と職業生活面では「不調の回復」に求めるものが一致しているとは限らないからです。この，治療と職業生活上の配慮を併せて運ぶためには，主治医が当事者により近い関係者や産業保健スタッフから情報や意見を得たり，逆に主治医のほうから（個人情報を保護して），診立てや意見を産業医や健康管理室の保健師・看護師（産業保健スタッフ）に伝え協議することが必要です。そうして初めて適切な休業証明や復職の判断，人事面での適正配置等が行われるものでしょう。

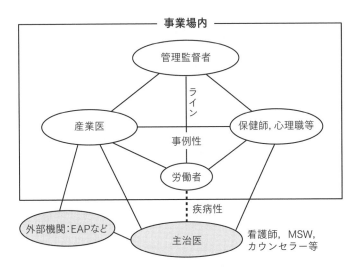

図2　労働者の事例性と疾病性に関わる事業場内外の連携

❶ EAP（従業員支援プログラム）について

　EAP（Employee Assistance Program）とは，従業員のメンタルヘルスを支援するプログラムです。「4つのケア」のうち4つ目の「事業場外資源によるケア」に含まれ，社外の機関によって行われます。従業員は自分の悩みを社内の人に知られることなく，専門家に相談することができます。もともとEAPは，1960年代にアルコール・薬物問題が深刻だった米国で発展し，日本においても1980年代後半から浸透してきています。社員の悩みや人間関係などの問題を個人的問題として処理してきた日本の企業でも，これらの問題への対応コストをリスクマネジメントとして考え，さらに最近ではCSR（Corporate Social Responsibility：企業の社会的責任）の一貫として，EAPを導入する企業が増えてきています（e-ヘルスネット，n.d.）。

❷ 4つのケアに則した事業内外連携などの事例

それでは，メンタルヘルス不調に対する4つのケアの考え方に沿って，いくつか事例を紹介しましょう（各事例についてはプライバシー保護のため，当事者が特定されないように実態を一部修正しています）。

(1) セルフケアを促せた事例

34歳，男性。スーパーマーケットに勤続12年，今春より生鮮食品部門のチーフを任された。これまでも几帳面な性格で，周囲からの信望も厚く，仕事にストレスを感じたこともなかった。秋頃より，頭痛や疲れやすさを自覚，次第に部下の勤務態度等について細かいことまで気になり，怒りっぽくなった。雑誌を読み，自身で「うつ病ではないか？」と考え，A心療内科を受診した。

主治医は，「駆け出しの頃」にはありえなかった仕事の量的負担，責任の重さを共感しながら傾聴し，支持した。不安抑うつ反応と診断，頭痛の原因でもあった筋緊張を緩和するため抗不安薬を処方した。

1週間後の再診では，自身が「オーバーヒート」していないか？　と客観的に省みることや，休日には，元々好きだった釣りに出かける等のコーピングを促した。以後の経過は良好。

> ＊この事例では，前述した自身の変調への気づきからストレス外来を受診し，主治医の言葉や処方薬も効いたと思いますが，あらためてセルフケアの大切さがわかります。

(2) ラインによるケアと治療の連携

40歳，男性。元来，几帳面でまじめな性格。コンピューターソフトの開発等に関わり始めて6年が経過。半年前に直属上司が過労で倒れ，急激に仕事量が増した。同時に長男の大学受験失敗，妹の離婚と心労が続く。2週間前から不眠，感情の乱れ（いらだち，落ち込み）があり，日頃から懇意にしている部長に相談。部長の勧めでAクリニックを受診した。主治医は，仕事の量的な負担が長引いたことが主なストレス因であり，抑うつ反応を経たうつ病と診断した。少量の抗うつ剤処方と2カ月の休養を指導，心労を支持し，回復を保証した。そ

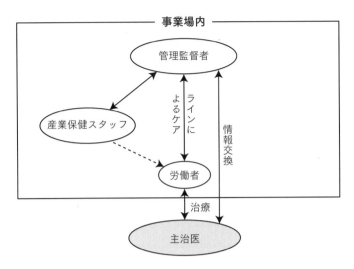

**図3　ラインによるケアの成り立ちと主治医による
治療，管理監督者（上司）と主治医との情報の共有，連携**

の2週間後，主治医は上司である部長と本人の同意を得た上で面接の機会をもった。仕事については量的負担だけでなく，品質管理上の苦情が多く，繰り返し電話で対応を急かされ，時には自宅にまでクレームを持ち込まれるなど顧客に難しいケースが相次いだことをうかがい知り，今後，業務分担を図ることは可能か等について話し合った。上司の裁量が奏功し，彼の業務に補佐役が設けられた。抑うつ症状の回復後，職場のストレス要因が緩和された状況に復帰した。以後，半年以上経過するも，気分の変調なく過ごせている。

　＊この事例は，上司と本人との間のラインで，相談・勧めといった日常的
　　な意思疎通が効果的で，そのラインによるケアと主治医との連携で，職
　　場のストレス要因の緩和が図れ，職場復帰が成功した典型例です（図3）。
　　日頃からのコミュニケーションの大切さがわかります。

（3）産業保健スタッフによるケアと治療の連携

　26歳，女性，化学繊維製造業。19歳の頃，摂食障害の既往（自律神経失調症との診断を受けて休学）がある。昨春結婚したが，夫がなかなか定職に就けず，口論も度々といった家庭状況であった。入社から5年，社交的で快活な「働き者」との評判であった。しかし，その年の秋頃より，職場で頭痛，嘔気，めまいが出現し，社内の健康管理室に度々駆け込むような不調が生じ，健康管理室に常勤している保健師が関わり始めた。その後も，急に頭痛がしたり，何の不調もない日が続いたりと症状が動揺するため，産業医の紹介でAメンタルクリニックを受診した。不安感・緊張感の高度化，頚椎の所見（肩こり・頭痛をきたしやすい形）から動揺性めまい症，緊張型頭痛の合併と診断された。主治医は，その家庭状況，働く女性としての心労と疲労について傾聴，支持し，投薬により頭痛などの症状は緩和された。主治医は，本人の同意を得て健康管理室（産業医・保健師）へ診立てなどの情報を提供し，以後の連携を図った。クリニック受診の継続と健康管理室の心理職によるリスニングを継続し，症状寛解しつつある。

　　＊この症例では「いつもと違うこと」（事例性），ストレス・緊張感の持続
　　（疾病性）に対して，図4に示す事業場内外の連携が成り立ち，以後継続
　　したケアが必要とされました。

❸ 一次・二次・三次予防

　職場のメンタルヘルス対策では，一次・二次・三次予防の対策をバランスよく体系的かつ計画的に実施することが重要です。

　　一次予防：メンタルヘルス不調の発生を未然に防ぎ，活き活きと働くため
　　　　　　　の取り組みです。ストレスへの対処や働きやすい職場づくり等
　　　　　　　により，心身の健康を守り，職場と個人の活性化を図ります。
　　二次予防：メンタルヘルス不調を早期に発見し，迅速かつ適切に対応する
　　　　　　　ための取り組みです。軽症の段階で不調のサインに気付き，適
　　　　　　　切な対応を通じて本人と職場，双方の負担の軽減を図ります。

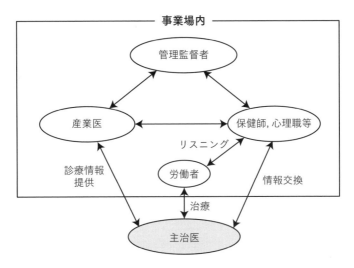

**図4　産業保健スタッフによるケアの成り立ちと主治医による
治療，保健師と主治医との情報の共有，以後の継続的な事業場内外の連携**

　三次予防：不調を適切に把握・管理し，メンタルヘルス不調の重症化を防
　　　　　ぐための取り組みです。メンタルヘルス不調の発生後の支援を
　　　　　中心に，不調による休業者の職場復帰への支援が代表的です。

　なお，上記の一次予防以前の段階から行う健康づくりのための環境づくりは
「0次予防」と言われるようになりました（例：運動不足を起こさないために公
園を設置，ストレス相談室を新設して相談体制を整備，仮眠室を設置してプレ
ゼンティーイズム対策とする，など）。

◉文献

e-ヘルスネット（n.d.）EAP／社員支援プログラム（EAP）．（https://www.e-healthnet.
　　mhlw.go.jp/information/dictionary/heart/yk-085.html［2021年8月16日閲覧］）
厚生労働省（2006）労働者の心の健康の保持増進のための指針（2015年11月30日改
　　正）．（https://www.mhlw.go.jp/hourei/doc/kouji/K151130K0020.pdf［2021年8月
　　16日閲覧］）

第**6**章

仕事に影響する
ストレス

1. 職場のストレス要因

　職場におけるストレス要因は，仕事の質・量の変化（仕事内容の変化，長時間労働，IT化など），役割・地位の変化（昇進，降格，配置転換など），仕事上の失敗・過重な責任の発生（損害，ペナルティなど），事故や災害の発生（自分や周囲のケガ，損害など），対人関係の問題（上司や部下，同僚との対立，セクシュアルハラスメント，パワーハラスメントなど），交替制勤務，仕事への適性，職場の雰囲気，コミュニケーション不足などが考えられます（図1）。

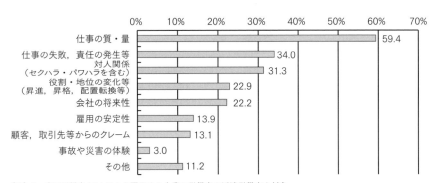

（注）1．常用労働者10人以上を雇用する企業の労働者や派遣労働者を対象
　　　2．主なもの3つ以内の複数回答

図1　我が国における，仕事や職業生活に関する強い不安，悩み，ストレスの要因
（厚生労働省，2020）

ストレス反応の強さは，職場のストレス要因のほかにも，個人的要因，仕事以外の要因，緩衝要因が影響しており，その中でもまず，個人的要因の影響を大きく受けます。個人的要因とは，年齢，性別，職種や勤続年数等などがあげられますが，その人独自の自尊心や対人交流様式等，人格に含まれるものが大きな要因です。次に，職場要因としては，職場環境，役割上の葛藤や不明確さ，人間関係における問題，仕事の将来の不安定さ，仕事のコントロール，仕事の量的負荷や変動，部下や同僚への責任，仕事の要求に対する認識，交替制勤務などがあります。緩衝要因とは，上司や同僚，家族からの支援や支持を指し，管理監督者や産業保健スタッフによるマネジメントの源泉となるものです。緩衝要因は個人要因と併せてコーピングを図ります。仕事以外の要因としては，職場外で当事者を取り巻く家族等からの要求などがあります。

　このようにさまざまな要因が重なり合っているため，ストレス反応の強弱も人それぞれ異なるわけです。

　職場におけるストレス要因とストレス反応，健康障害の発生およびその要因の相互関係については，米国国立労働安全衛生研究所（National Institute for Occupational Safety and Health：NIOSH）の職業性ストレスモデルが参考になります（図2）。職場のストレス要因によって個人に心理的負荷がかかると，何らかのストレス反応が出現します。職場のストレス要因が非常に強い場合や職場以外のストレス要因を含めいくつか重なったとき，あるいは長期にわたって持続して，個人のストレス耐性の限界を超えたときに，なんらかの健康障害が発生します（労働者健康福祉機構，2010）。

◉文献
厚生労働省（2020）令和2年版 過労死等防止対策白書（令和元年度年次報告）厚生労働省.
労働者健康福祉機構（2010）実践産業医活動テキスト "職場のメンタルヘルス対策". 産業医学振興財団.

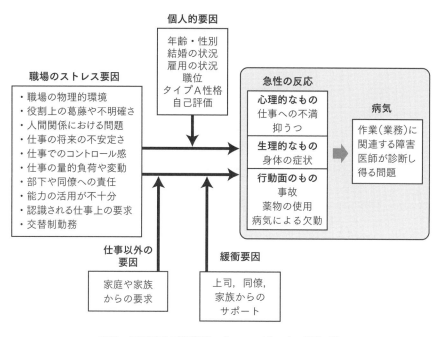

図2　NIOSHの職業性ストレスモデル（一部改変）

2.　ライフイベントとデイリーハッスル

　日常生活上のストレス要因は，職場の人間関係や仕事の量・質等の社会環境から受けるストレスと個人が生活の中で自覚的に抱くストレスとがあり，表1のように，ライフイベントとデイリーハッスルに大きく分けることができます（小山，2011）。

　ライフイベントは，進学や就職，結婚等人生の節目に経験するイベントであり，世間では祝福されることが一般的だと思います。しかし，周囲から成功体験と目される昇進や，新しい環境への適応が必要とされる転任，配転等のイベントが素直に喜ばしく受け止められるか否かは，その時の個人のコンディションと置かれた状況が影響します。

　デイリーハッスルでは，仕事の不振，失敗や人間関係上の齟齬については，

表1　日常生活上のストレス要因（小山，2011）

ライフイベント	デイリーハッスル
進学，就職	仕事の負担（質・量）
転居，転勤	苛立ち
結婚，出産	落ち込み・嘆き
別離，離婚	家庭内のトラブル
転職，昇進	人間関係のトラブル

誰もが「抑圧されるように」感じるものでしょうし，ライフイベントに比べてストレッサーとしての度合いは低いようにも思えますが，こういったことの積み重ねはストレスの原因と気づきにくく，知らず知らずのうちに大きな影響を受けている可能性もあります。

　これらのストレス要因が，ある程度の緊張感や周囲からの期待に応えたい気持ち（やる気）を湧き起こす場合には，いわば善玉ストレスとなりますが，精神的に抑圧され続け，気持ちが凹んでしまう場合は悪玉ストレスとなります。このように，誰もが経験する出来事を善玉，悪玉のいずれのストレスと捉えるかは個人の特性（性格や意思等）と心身のコンディションによるものといえ，ストレスへの対応力はそれぞれ異なります（日本産業精神保健学会，2011）。

　表2のようにライフイベントからストレス度を測定することができるチェックリストもあります（夏目，n.d.）。こちらも参考にしてみてください。合計点数が260点くらいだと「ストレス過剰気味」，300点以上だと「ストレス過剰で，対応必須」を意味します。

◉文献

小山文彦（2011）ココロブルーと脳ブルー――知っておきたい科学としてのメンタルヘルス．産業医学振興財団．
夏目誠（n.d.）ストレス点数から，あなたのストレス度をチェック．（https://natsume makoto.com/wp-content/uploads/2020/09/stress-points.pdf［2021年8月16日閲覧]）
日本産業精神保健学会（2011）ここが知りたい職場のメンタルヘルスケア．南山堂．

表2　ストレス点数からあなたのストレス度をチェック（夏目，n.d.）

No.	「ライフイベント」の項目	*	点数	No.	「ライフイベント」の項目	*	点数
1	500万円以下の借金をした		51	34	収入が増加した		25
2	500万円以上の借金をした		61	35	住宅ローンがある		47
3	レクリエーションが減少した		37	36	住宅環境の大きな変化		42
4	レクリエーションが増加した		28	37	上司とのトラブルがあった		51
5	引っ越し		47	38	職場のOA化が進んでいる		42
6	家族がふえる		47	39	職場関係者に仕事の予算がつかない		38
7	家族の健康や行動の大きな変化		59	40	職場関係者に仕事の予算がつく		35
8	家族メンバーの変化した		41	41	食習慣の大きな変化		37
9	課員が減る		42	42	親族の死があった		73
10	課員が増える		32	43	人事異動の対象になった		58
11	会社が吸収合併される		59	44	睡眠習慣の大きな変化があった		47
12	会社の建て直しがあった		59	45	性的問題・障がいがあった		49
13	会社が倒産した		74	46	息子や娘が家を離れる		50
14	会社を変わる		64	47	多忙による心身の過労		62
15	技術革新の進歩がある		40	48	単身赴任をした		60
16	軽い法律違反を犯した		41	49	長期休暇が取れた		35
17	結婚		50	50	定年退職した		44
18	個人的な成功があった		38	51	転職をした		61
19	顧客との人間関係		44	52	同僚とのトラブルがあった		47
20	左遷された		60	53	同僚との人間関係		53
21	妻（夫）が仕事を始める		38	54	同僚の昇進・昇格があった		40
22	妻（夫）が仕事を辞める		40	55	妊娠をした		44
23	仕事に打ち込む		43	56	配偶者の死があった		83
24	仕事のペースや活動が減少した		44	57	配置転換された		54
25	仕事のペースや活動が増加した		40	58	抜てきに伴う配置転換があった		51
26	仕事上のミスがあった		61	59	夫婦げんかをした		48
27	子どもが新しい学校へ変わる		41	60	夫婦が別居をした		67
28	子どもが受験勉強中である		46	61	部下とのトラブルを生じた		43
29	自己の習慣が変化した		38	62	法律的トラブルが生じた		52
30	自分が昇進・昇格をした		40	63	友人の死があった		59
31	自分が病気や怪我をした		62	64	離婚をした		72
32	社会活動の大きな変化があった		42	65	労働条件の大きな変化があった		55
33	収入が減少した		58				

実施方法
1. 体験がある出来事の「＊欄」に「○」をつける
2. ＊欄に○のある点数を合計する

体験ありの合計点数は

点

（出典：ストレス点数の夏目）

3. カラセクの仕事要求－裁量モデル

仕事の要求度－コントロールモデル（Job demands-control model）ともいわれ，仕事の要求度（量的負担）の影響を，仕事のコントロール（裁量権や技能の活用）が和らげるとするモデルです（図3）。仕事の要求度が高く，かつコントロールが低い状態を「高ストレイン」と定義し，高ストレイン群で健康障害が起きやすいと考えられています（Karasek & Theorell, 1990）。

仕事の要求度が高く，コントロールも高い場合は，自己裁量で仕事を進めることができるので，能動的に取り組むことができ，負担のわりにはストレスをためにくいと考えられます。一方，仕事の要求度もコントロールも低い場合は，負担は高くないものの裁量もないことから，やる気が出にくく受動的になると考えられます。仕事の要求度が低く，かつコントロールが高い場合は，低ストレインでもっともストレスをためにくいでしょう。

現在では，職場の社会的支援（上司や同僚の支援）が，ストレス要因の影響を緩和し，それ自体が疾患の発症と関連することが知られていることから，仕事の要求度－コントロールモデルに職場の社会的支援を加え三次元に拡張した，要求度－コントロール－社会的支援モデルが提唱されています。このモデルの

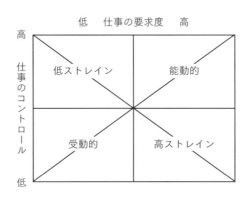

図3　カラセクの仕事要求－裁量モデル
（Karasek & Theorell, 1990を一部改変）

場合，仕事の要求度が高く，コントロールが低く，社会的支援が低い場合に健康障害が起きやすいと考えられています。

　仕事の要求度やコントロールに関連して，個人の仕事の特徴を決定付けている職場組織のあり方に着目した組織の公正性（組織的公正）と，その健康影響との関連も調べられています。組織的公正は，①手続き的公正，②相互作用的公正，③分配的公正の3要素から成り立っています。①手続き的公正は，組織における評価や処遇の手続きに関する公正性，つまり組織における意思決定の手続きが公正かどうかということです。②相互作用的公正は，上司の部下に対する接し方に関する公正性で，上司が部下を尊重して接しているかどうかや意思決定の際に十分に説明がなされているかどうかという要素を重視しています。③分配的公正は，組織における評価や処遇の結果に関する公正性です。分配的公正は，努力－報酬不均衡モデルと概念的にはほぼ同義です。分配的公正が「努力」と「報酬」の2つに限定して公正性を捉えているのに対し，相互作用的公正と手続き的公正は特に要素を限定しておらず，この2つが損なわれると健康へ影響するという研究結果が出ています（井上，2010）。

◉文献

井上彰臣（2010）職業性ストレスと組織的公正．ストレス科学研究 25；7-13.
Karasek R & Theorell T（1990）Healthy work. New York：Basic Books.

4.　努力－報酬不均衡モデル

　これは，仕事と個人の相互関係に着目し，従業員が組織に対して投資する「努力」と，その見返りとして期待する「報酬」とのバランスが崩れた場合に，健康に影響を及ぼすとされるモデルです。「努力」は仕事の要求度，責任，負担を測定する項目から構成され，「報酬」に関しては経済的報酬に加え，心理的報酬（セルフ・エスティーム），キャリア（仕事の安定や昇進）の3要素から成るとしています。

　仕事で過度な要求を受ける状況において，努力と報酬の不均衡状態が交感神経系の緊張に及ぼす影響は，「オーバーコミット」という個人の特性によって増

強されることが指摘されているため，仕事に過度に傾倒する個人の態度や行動パターンを「オーバーコミットメント」と呼び，危険な個人要因として測定しようとする特徴があります。本モデルでは，高努力かつ低報酬の状態をストレスの高い状態と定義し，高努力−低報酬状態で健康障害が起きやすいと考えられています（建設業労働災害防止協会，2016）。

　絶え間ない過度のストレスにより，それまで意欲を持って仕事に没頭していた人が，あたかも燃え尽きたかのように意欲をなくし，社会的に適応できなくなってしまう状態に陥ることがあります。これをバーンアウト（燃え尽き症候群）といいます。バーンアウトはうつ病の一種とも考えられ，朝起きられない・職場に行きたくない・アルコールの量が増える・イライラが募るなどの症状がみられ，仕事が手につかなくなったり対人関係を避けるようになったりします。病気に対する抵抗力も低下し，人生に対して悲観的になることから，家庭生活の崩壊や最悪の場合には自殺や過労死に至ることもあります（e-ヘルスネット，n.d.）。

◉文献
建設業労働災害防止協会（2016）建設業におけるメンタルヘルス対策の進め方．建設業労働災害防止協会．
厚生労働省 e-ヘルスネット（n.d.）バーンアウトシンドローム．（https://www.e-health net.mhlw.go.jp/information/dictionary/exercise/ys-047.html［2021年8月16日閲覧]）

第7章

相談を受ける際の
ポイント

　仕事に関するストレスについて学んだところで，次に職場で働く従業員から
相談を受ける場面について考えていきましょう。

1．面談・面接と相談場面

◼1 基本的な姿勢

　どの臨床現場に着任するときでも同様かと思いますが，特に「自分はどのような存在か（＝立ち位置）」，「自分はどのような相談が得意か（＝専門性）」，「自分はどこまで受けることができるのか（＝限界点）」の3点について，あらかじめ明示しておくことが産業保健スタッフとしての活動を円滑に進めるコツです。以下に説明していきます。

（1）職場内での立ち位置を明確に

　産業保健スタッフは，従業員のメンタルヘルスをサポートすることで所属事業場の利益（＝人材の流失防止）に貢献すべく，上司・同僚・部下のすべてから話を聴くことになります。そのため「職場内の誰もが気兼ねなく来談できる」よう，いずれかの立場に偏らず"中立"であることを明示しなければなりません。役割上，休復職や施策について上層部や管理者との交渉・会話が増えていきますが，そのような姿ばかり見えていると一般の従業員は相談しづらくなります。社内で，自分はどのように見えているのかなど，普段から客観的に意識

して，ちょうどよいポジションを保ちましょう。

(2) 専門性と限界点を表明しておく

　一般的な心理臨床と違って，産業保健スタッフとしての心理職は引き受ける相談内容が非常に広く，雑多です。職場内相談の場合は対象者が従業員全員となり，性別・年齢・職種・職位・学歴・雇用形態などさまざまな人が来談するためです。相談内容は，基本的に就労現場内での問題となるはずなのですが，その問題の背景要因となる「働いている時間以外での出来事」と「その人を形成したそれまでの人生」について扱うことを避けて進めることは非常に困難であり，包括的な相談が展開しがちです。例えば，恋愛（成就する前後の問題・維持するための問題・結婚），家族（子育て・夫婦関係・離婚），性的指向と性自認のほか，精神障害の相談（神経症圏・精神病圏のほか，発達障害・人格障害等）などは，その人の働き方を大きく左右する話題であるため，この部分に触れず職場内の問題のみを扱おうとすると，問題の表層のみが検討され，相談が「骨抜き」になります。どこまで深めるか，どこからはリファーすべきなのか，丁寧にケースフォーミュレーションやアセスメントをしながら進めてください。

　以上を踏まえると，職場のメンタルヘルスにおいては「スペシャリストでもあり，ジェネラリストでもある」姿勢が必要となります。専門性が明確にされていると「得意分野（＝スペシャリスト）は安心して任せられる」という信頼を得ることになり，信頼を感じた人からは「他にも任せたいという分野（＝ジェネラリスト）」についても依頼が増えていく傾向があります。自分で対応できるケースには丁寧に時間をかけて接することが必要ですが，来談者の利益を最優先して適切な医療・相談へ「仕分け」て「つなげる」姿勢も持ちましょう。なお，相談室外の活動も重要です。後述の「相談室を飛び出そう！」【参照】第8章−1−**2**】もあわせて参照してください。

2 面談環境（物理的・心理的）について

　面談環境の重要性については重々承知かと思いますが，"面談場所"については最重要課題となります。元々準備されている場合と，新たに自分で開設する

場合がありますが，その場所が及第点に届くまで多少頑固になって交渉することも必要です。

　心理職が求める"場所"と，職場側が渡すことができる"場所"には大きな差があることがほとんどです。多くの場合，部屋を準備してくれる事務の方々は「どのような部屋がふさわしいのか」がわからず，ただ空いている場所や現状で引き渡せる場所をまず提案します。そうなる理由は，事務の方々が日常的に聞く「話」と，心理相談で聴く「話」の自己開示の深さや守秘義務に対する認識の違いにあります。その解消のためには，心理職が考える「相談に必要な空間」を丁寧に説明し，その必要性を理解してもらうことが重要です。具体的な場所については，以下の3点を押さえることが重要です。

（1）人通りが多くないが，従業員が歩いていても違和感がない場所

　私服でしか来られない場所や制服でしか来られない場所だと，来談する時間帯が限られます。また，出入りが目立つ場所だと，人によっては来談そのものが難しいでしょう。そこで，勤務時間内でも時間外でも出入りが可能で，出入りが他の人に目立たない自然な場所を選択しましょう。

（2）壁がある程度厚く，室内から声が漏れない場所

　職場内での相談は，ある種「つげ口」にもとられかねない側面もあり，もしもそのように解釈されれば，集団の和を重んじる日本の文化では歓迎されるものではありません。しかし，実際は部署内では秘密にしている内容が語られる場合もあります。したがって，部屋はある程度の遮音性があり，少なくとも中で話す内容が外から聞こえないような部屋が必要となります。そのため，広い部屋をパーテーションで区切っただけというような「スペース」ではなく，少し狭くてもきちんとした壁で区切られた「部屋」を選びましょう。

（3）窓があり，外の世界と内の世界が乖離しない場所

　これは多層階の大きい建物（高層のオフィスビルなど）でよく問題となる条件です。勤務先によっては，従業員数が数百人以上の事業場もあるでしょう。そのような場所には，部屋が外側に面してなく，窓がない部屋も数多くあります。上記の（1）と（2）の条件で考えると，「人通りが少なく，遮音性も高い」

部屋は外壁に面さない窓がない部屋がちょうどいいように感じられ，事務の方も勧めてくるかもしれません。しかし，窓がない部屋での面談は外界との乖離が大きく，例えば心理的にも退行をしやすいことが知られていますし，思わぬ行動化を避けるためにも可能な限り避けましょう。そもそも，部屋の目的は「メンタルヘルス」であるため，精神的な健康度が促進されるような部屋であることが理想でしょう。

それが心理職自身のためではなく，職場内の心理援助の支援のために必須であることを説明しましょう。

❸ 面談を進めるポイント，技法

面談の進め方は，各心理職のオリエンテーションにより違いがあることと思いますが，複雑な職場構造・風土を理解するためにも，比較的長い時間を割いて情報収集をするところから始めるとよいでしょう。慣れてくれば，その方の所属を聞いただけで構造が目に浮かび，情報収集を簡略化できるようにもなりますが，着任直後から半年は，まずその職場自体の理解を深めることが最重要課題であると考えます。職場構造・風土は，心理検査等では明らかにできない要因ですが，ストレスや事故にもかかわる非常に重要な要因です。地理・地域性から各部署の風土まで，多角的な理解を目標としてください。例えば，医療域における「外科・内科」「病棟・外来」「身体科・精神科」「急性期・慢性期」という違い，一般企業における「総合職・一般職」「外回り・内勤」「営業職・事務職」という違いは，心理学的な職業適性から考えても，ストレッサーの種類やストレス耐性に大きな違いがあります。職務適性に合わない部署では，どうあがいても無理ということもあります。来談者の心に寄り添う前に，まず，その人が置かれた環境を明確に意識できるようになるまで，理解を深めましょう。

心身の視点については種々ありますが，あえてあげるとすれば「健康」というキーワードに沿うとよいように思います。公認心理師のカリキュラムで多く使われている「健康」という単語ですが，職場のメンタルヘルスに従事するためには必須であると考えます。産業保健スタッフは，疾病の治療を担うわけではなく，健康に働き続けること，コミュニティに適応することをサポートします。したがって，健康に過ごすことを目標とした「予防」を担うことにもなり

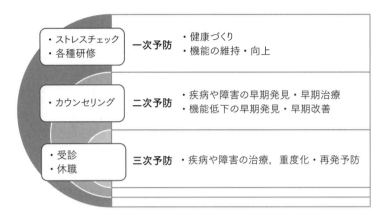

図1　職場のメンタルヘルスにおける予防レベルの違い

ます。この予防の観点から考えても,「健康」が重視されます。

　予防の視点は,一次予防・二次予防・三次予防がありますが,臨床心理士が背景に持つ臨床心理学という学問は三次予防にあたることが知られています。しかし,メンタルヘルスの観点では,対象は不調者のみならず不調予備群や健康な方々にも向けられており,むしろ一次予防・二次予防にその活動を傾注する必要があります(図1)。ストレスチェック制度の目的や離職防止の視点から考えても,産業保健スタッフが担うべき責務は予防にあります。以上から,面談におけるポイント・技法の例として「健康心理学」を提案したいと考えます。ポジティブ心理学とも呼ばれるこの分野は,心身双方へのアプローチが可能であるため,心理職の産業保健分野における活動のキーワードとなります。

産業心理職として
活動しよう

第**8**章

シーンから学ぶ
活動のポイント

---

1. 日常の健康相談における心理職の役割

---

1 相談室での対応

　日常的な健康相談において心理職が担う役割は，心理相談での支援となります。多くの場合，健康維持・業務継続を視野に入れた面談と休復職者のケア・退職者の聞き取りなどに従事するでしょう。本項では，その活動について例示しながら説明をしていきます。

（1）予約

　「互いを見知っている関係性の従業員をどのように振り分けるか」という予約調整は，面談そのものを左右するため非常に重要な作業となります。職場内の予約システムにもよりますが，依頼方法は「電話・メール・対面」となるでしょう。個人から申し込まれるだけでなく，上司や同僚，産業医・保健師などの産業保健スタッフから紹介されるケースもあります（図1）。そのため，予約調整・リファーの依頼には多くの時間を割くこととなります。なお，個人から申し込まれた場合は職場内で共有するか否かの検討・確認が必要ですし，上司から部下のカウンセリングを依頼された場合は本人の来談希望の有無などを確認し，無理強いされていないかなど聞き取る必要があります。他にも，診断書を提出している休職中の従業員については，主治医・産業医への報告が義務となりますが，勤務継続中の場合は心理職個人の許容範囲で受けることがほとんどです。

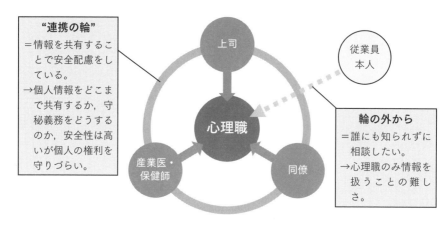

"連携の輪"
=情報を共有することで安全配慮をしている。
→個人情報をどこまで共有するか，守秘義務をどうするのか，安全性は高いが個人の権利を守りづらい。

上司

従業員本人

心理職

輪の外から
=誰にも知られずに相談したい。
→心理職のみ情報を扱うことの難しさ。

産業医・保健師

同僚

図1　相談申し込みの例

安全配慮の観点で職務上の義務として受けるのか，福利厚生の権利として受けるのか，守秘義務や情報共有の範囲で非常に大きな違いが生まれることとなります。そのため予約調整はかなり繊細な作業となります。職場内では互いを見知っている・互いを批判し合う方々の相談を受けることや，職場内のパワーバランスやハラスメントの問題など，非常に苦慮すると思われますが，産業保健では重要な段階なので慎重に調整してください。

（2）相談

　その方向は2種類に分かれており，一方が「調子の維持ないし改善を望む相談」もう一方が「キャリアを向上させるための相談」となります。世界保健機関のWHO憲章では，精神的健康について「精神障害でないだけでなく，自身の可能性を実現し，共同体に実りあるよう貢献して，十全にあること」としていますが，この文章には精神的な安定を維持することと，成長をして貢献することが書かれています。この一文からも，産業保健における心理職が精神的な維持・改善とともに，成長・向上に貢献すべきであることがわかります。また，相談で難渋するのが，疾患や障害を抱える従業員のケアです。治療・改善に当たって，周囲に知られたくない・病気や障害を認めたくない・服薬を避けたいなど，さまざまな要望が出されます。その要望を，安全配慮義務の範囲で検討

し，守秘範囲の選定や，受診勧奨をせねばなりません。なお，本来なら医療臨床にリファーすべきケースでも，本人が拒否して職場内相談に留めたがることもあります。実際に，受診勧奨をすると承諾するものの，そのまま受診せずに悪化してしまうことも少なくありません。そのような時は，自分が手を離すと悪化することへの恐怖に耐えきれずついつい抱え込んでしまうこともあるでしょう。しかし，それは危険です。そのような場合は，産業医に相談し，しかるべき方法を取りましょう。

❷ 相談室を飛び出そう！──顔の見える関係づくり

　室内での対応よりも重要と考えられるものが，相談室外の“顔の見える関係づくり”です。産業心理職として重要なことは，来談する人以外，むしろ健康な方々との関係づくりで，この手間を惜しむと，部屋が孤立し，来談者が増えず，場合によっては部屋の存在意義や待遇まで変わってしまいます。産業保健スタッフは，ストレスチェックや休復職にも関わりますが，その際には，産業医・人事課・総務課・所属長など，職場内の多くの方々と連携・協働します。そこから，相談が入っていない時間は日常的に職場内を巡回し，さまざまな人とつながりを持ち，いざという時には連携・協働・協力し合える関係性を築いておくとよいでしょう。相談室外の対応を丁寧に行うことが相談業務にとてもよい効果を生むと思われます。

　産業保健スタッフとしての心理職は，予防の対象を個人臨床の三次予防的視点から，一次・二次予防に向ける必要があるため，関わる対象を来談者ではなく，「来談者を送り出す側」と「これから来談者になりうる人々」へも向け，相談室が敷居の低い場所であること，信頼できる対象であることを理解してもらう必要があります。「来談者を送り出す側」との関係づくりの重要さについては，「着任する前に，その学校がどのような場所に位置するか，地図を見ながら検討をすること。着任した後は，まずは職員の方々との関係を築くために半年はかけるべきである」という，スクールカウンセラー新規着任者への指導方法例が物語っています。こちらが職場をよく理解しないことには安定した相談はできないし，逆にこちらのことをよく知ってもらえないうちは教員からも仕事を任せづらいし，気軽に相談しづらいということなのですが，筆者自身，実際

表1　事業場内研修の種類と盛り込まれた内容例

研修名	対応例
新入社員研修 中途入職者研修 2年目・3年目の 低経験年数者研修	同期・先輩・上司とのコミュニケーション，心身の健康，自己の精神的徴候への気づき，等を解消すべく •「社会心理学」的観点の提供 •「健康心理学」的観点の提供 •「臨床心理学」的解釈の提供
管理監督者研修	後輩・部下とのコミュニケーション，対象者と自身の健康維持，指導対象者の精神的徴候への気づき，教育方法・モチベーション向上，等を解消すべく •「社会心理学」的観点の提供 •「健康心理学」的観点の提供 •「臨床心理学」的解釈の提供 •「学習心理学」的観点の提供 •「発達心理学」的観点の提供 •「アイデンティティ」の説明
ストレスへの対応研修	健康，精神的徴候への気づき，等を解消すべく •「健康心理学」的観点の提供 •「臨床心理学」的解釈の提供

に産業心理職として着任してみると強く実感できる内容でした。これから着任する皆さん，もしくは着任を希望される皆さん，そしてすでに着任している方々も，ぜひ心がけてみてください。

　それでは，以下に，実際にどのようなタイミングがあるか紹介していきます（表1）。

- 心理教育……職場内で行われる各種研修（例として，新入社員研修・ストレス研修・コミュニケーション研修など）に参加する活動。
- 既存の社内研修に呼ばれコメントをする立場……新入社員研修・指導者研修・管理監督者研修などに呼ばれ，その研修内容に対して最後の5～15分間を担い，心理学の立場から総括をする。
- 既存の研修に含まれる講義をする立場……特定の目的を持った研修の中

で30〜60分間を担い，心理学的講話・演習を行う。

- 新規の研修を依頼され単独で講義をする立場……60〜120分間を担い，研修内容に沿った心理学的講話・演習を行う。

　来談する方々との関係づくりは，皆さん，きっと慣れていらっしゃることと思います。自分が設定した空間で，自分が慣れた距離感やペースで傾聴できることでしょう。そこで，相談活動へつなげるべく，ぜひ，相談室から出て「顔見世」してください。心理学という学問は人が生活する世界のさまざまな現象を説明することができるよいツールです。職場内のさまざまな現象を心理学の解釈で「翻訳」することは，心理職の腕の見せ所となるはずです。信頼を勝ち取り，相談へつなげてください。

コラム
8

電話やSNSによる
相談窓口も活用してもらおう

　産業保健スタッフとして活動する身としては，相談室に従業員や上司の方が相談に来てくれるのが一番理想的ではありますが，「もし相談内容が，会社側に知られたら……」と不安に思う人や「家族の病気について，会社で相談するのもなぁ……」とためらう人もいます。そのまま心配事や悩みを抱え続けると，精神的に追い詰められたり，業務に支障をきたしたりすることもありますので，社内の産業保健スタッフ以外にも相談できる場所があることを周知することは重要です。

　所属企業がEAP等と契約している場合は，専門家による電話・メール相談窓口もあると思いますので，ぜひ活用を周知しましょう。

　また，EAPと契約していない場合でも，国がさまざまな団体を通じてこころの健康相談を行っています。「厚生労働省　SNS相談」などのキーワードで検索すると，LINE・チャット等による相談窓口や電話相談窓口の連絡先を知ることができますので，自社の従業員が利用できそうな窓口を健康教育の機会等を利用して紹介しておきましょう。

　以下に代表的な働く人向けのこころの健康相談窓口をあげておきます。

● 電話
　受付時間は，厚生労働省の電話相談案内ページ（https://www.mhlw.go.jp/stf/seisakunitsuite/bunya/hukushi_kaigo/seikatsuhogo/jisatsu/soudan_tel.html［2021年3月19日閲覧］）等を参照してください。

- 働く人の「こころの耳電話相談」（こころの耳）
  0120-565-455
- こころの健康相談統一ダイヤル
  0570-064-556
- よりそいホットライン（一般社団法人 社会的包摂サポートセンター）
  0120-279-338（外国語も対応）
  0120-279-226（岩手・宮城・福島県からの場合）
- いのちの電話（一般社団法人 日本いのちの電話連盟）
  0120-783-556

● メール・LINE・チャット等
　URLやIDは，厚生労働省のSNS相談案内ページ（https://www.mhlw.go.jp/stf/seisakunitsuite/bunya/hukushi_kaigo/seikatsuhogo/jisatsu/soudan_sns.html［2021年3月19日閲覧］）等を参照してください。

- 働く人の「こころの耳SNS相談」
- 働く人の「こころの耳メール相談」
- 特定非営利活動法人 自殺対策支援センターライフリンク
- 特定非営利活動法人 東京メンタルヘルス・スクエア

2. ストレスチェックにおける心理職の役割

「労働安全衛生法の一部を改正する法律」（以下，法）において，医師・保健師等実施者による心理的負担の程度を把握するための検査（いわゆるストレスチェック）を実施することなどを事業者の義務（労働者50人以上の事業場）とする制度（ストレスチェック制度）が2015年12月から施行されました。国からは「法」に基づき，「規則（省令）」，「指針」，「施行通達」，「マニュアル」，「Q＆A」などさまざまな関連情報が公表されています（こころの耳，n.d.1；厚生労働省，n.d.1；2015a；2015b）。

これまでストレスチェックを実施できる「実施者」は，「医師」・「保健師」および一定要件（国の定める研修を受講するなど）を満たした「看護師」・「精神保健福祉士」の4資格者のみでした。そこに，2018年8月の規則の改正で，先述の国の定める研修を受講した「歯科医師」・「公認心理師」も実施者に含まれました。よって，この研修を受講すれば，「公認心理師」も実施者として活動することが可能となりました。

この研修は，一般社団法人公認心理師協会や中央労働災害防止協会などが，1日間の日程で定期的に開催し，研修終了後，受講証明書が発行されます。研修の開催状況の最新情報は，こころの耳（n.d.2）「ストレスチェック制度について」をご参照ください。

また，ストレスチェック制度全般に関しては，厚生労働省HPや，『日本で一番やさしい職場のストレスチェック制度の参考書』（石見，2015），『ストレスチェック制度 担当者必携——より良い効果を上げるために』（河野，2016）などの書籍も参考になります。

ストレスチェック制度全体の流れは図2の通りです。図2の流れに沿うと，主なポイントは表2に記した7点になります。以下に詳細を解説します。

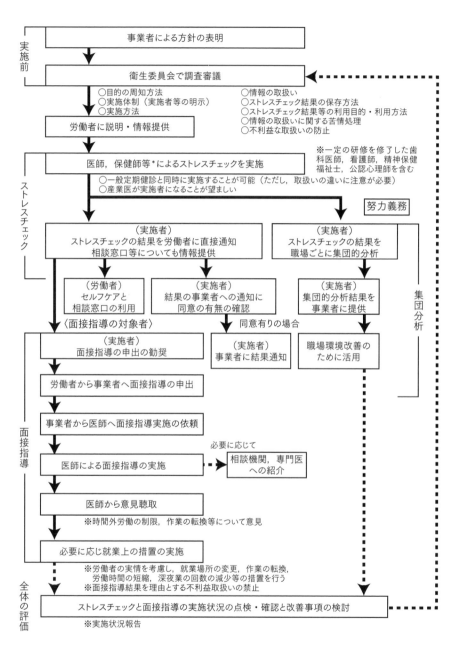

図2　ストレスチェック制度の実施体制のイメージ（厚生労働省，2015b）

表2　ストレスチェックのポイント

❶担当者，実施者等を定め，ストレチェックを実施する体制をつくり，衛生委員会等で話し合う

- 実施にあたって，事業者が積極的に取り組む旨を表明する。
- 法律上の実施義務は事業者にある。ただし，事業者は，労働者の受検結果を，原則知ってはならない。そのために，実施の役割を担う「実施者」を選任しなければならない。
- ストレスチェック制度は，「産業医」・「衛生管理者」が選任され「衛生委員会等」が活動している（すでに職場のメンタルヘルス対策を行っている）事業場で実施することが大前提にある。

❷実施者（医師，公認心理師等）が調査票をもとにストレスチェックを実施

- 調査票は国が推奨する「職業性ストレス簡易調査票（57項目）」の使用が望ましい。
- 厚生労働省が無料公開している「厚生労働省版ストレスチェック実施プログラム」（2021年2月時点Ver.3.4が最新）を利用して社内で実施することも可能。

❸労働者には受検結果を個別に通知。高ストレス者で医師による面接指導が必要と，実施者が判定した場合は，その旨も通知する

- 高ストレス者の判定基準は，実施者の意見のもと，各事業場で設定。

❹上記❸の対象労働者は，事業者に申出をした上で，法に基づく「医師による面接指導」を受ける。その後，事業者は医師から，就業上の措置の必要性の有無とその内容について意見を聴き，それらを踏まえて，対象労働者の時間外労働の制限や作業の転換などを実施

- 法に基づく「医師による面接指導」を実施した場合，事業者側に労働者個人の医師面接指導結果と合わせてストレスチェック結果も通知されることに，同意したものとみなされる。
- よって，労働者の申し出がなければ，法に基づく「医師による面接指導」は，強制的に実施できない。

❺高ストレス者で，上記，❹の法に基づく「医師による面接指導」を受けようとしない者に対しては，個人結果を知る実施者等が該当者に直接声がけし，日常における産業保健活動の中で，個別に面談を行う

- 公認心理師は，事業場内産業保健スタッフの一員として，保健師，看護師等とともに，産業医等と連携しながら対応する相談窓口を日頃から常設し，従業員に周知しておく。
- 公認心理師等による個別面談にて，気になることがあれば，労働者の了解の上で，法に基づく「医師による面接指導」につなげる。

❻高ストレス者でない場合も含めて，労働者は個人のストレスチェック結果を踏まえ，セルフケアにつとめる

❼ストレスチェックの集団分析結果を踏まえて，職場環境改善活動につとめる

■ 担当者，実施者等を定め，ストレチェックを実施する体制をつくり，衛生委員会等で話し合う

　そもそもストレスチェック制度の実施義務を課せられているのは，労働者50人以上の事業場における「事業者」です。「労働者50人以上の事業場」には，法制度上，「衛生管理者」（法第12条）ならびに「産業医」（法第13条）が選任されていて，「衛生委員会等」（法第18条）が設置されています。ストレスチェック制度は，その仕組みの中で運用されることになります。よって，ストレスチェック制度は，「産業医」・「衛生管理者」が選任され「衛生委員会等」が活動している，つまりすでに職場のメンタルヘルス対策を行っている事業場で実施することが大前提にあります。

　そして，ストレスチェック制度の法律上の実施義務は事業者（経営者，社長，工場長など）にあります。ただし，「①チェック実施後の『高ストレス者への医師による面接指導』にて，労働者が事業者に面接指導の申出をした場合」，「②チェック実施後，労働者に受検結果を通知し個別に同意を得た場合」でない限り，事業者は労働者の受検結果（個人の健康情報）を知ってはいけないことになっています。

　このような仕組みになっているのは，事業者による労働者への不利益な取り扱いを防止することが目的にあります。受検結果が本人の同意なく事業者に知られてしまうことで，解雇，退職勧奨，不当な動機・目的による配置転換や職位の変更など人事上悪用することが可能になります。事業者には，「そのような考えがない」としても，労働者が「そのような可能性がある」と感じてしまうと，素直に回答してもらえません。

　事業者の代わりに実施の役割を担うのが，「実施者」です。実施者は，受検した労働者全員の受検結果を知ることができます。実施者は，高ストレス者を選定する基準や方法について事業者に意見を述べたり，受検結果に基づき医師による面接指導の対象者かどうかを判断したりする役割を担います。

　そして，実施者の指示の下，ストレスチェックが円滑に実施されるように，事務を行うのが，「実施事務従事者」です。労働者が記入した調査票の回収や，内容確認，データ入力・結果出力などを行う役割を担います。実施者の指示の下，労働者の受検結果を把握する（見ることができる）業務に関わることも可

事業者	・ストレスチェック制度の実施責任 ・方針の決定
ストレスチェック制度担当者 （衛生管理者， 事業場内メンタルヘルス 推進担当者など）	・ストレスチェック制度の実施計画の策定 ・実施の管理　等

実施者（産業医など）

 指示

実施事務従事者 （産業保健スタッフ， 事務職員など）	・ストレスチェックの実施 （企画及び結果の評価）
	・実施者の補助（調査票の回収，データ入力等）

・ストレスチェックの「実施の事務」
※個人情報を扱うため守秘義務あり

図3　ストレスチェック制度の実施体制のイメージ（厚生労働省，2015b（p.24））

能です。一般的には，人事権のない人事総務担当者や，健康管理室などのスタッフが担っていることが多いです。

　このようにストレスチェック実施に際して，事業者は，「①制度実施全体の担当者」，「②実施者」，「③面接指導を担当する医師」を必ず選任しなければいけません。その上で，必要に応じて，「④実施事務従事者」を選任することになります（図3）。

　常勤の産業医がいない事業場や工場においては，「衛生管理者」がキーマンになります。常勤者である衛生管理者の日頃の活動を通じて，専門的見地が必要な事案に関しては，非常勤の嘱託産業医に相談する流れです。

　衛生管理者は，日常業務の中で，職場の状況を把握したり，健康相談を受けたり，「衛生委員会等」を運営したりしています。その活動の延長線上に，「①制度実施全体の担当者」として，ストレスチェック制度に関する実施計画の策定のほかに，「④実施事務従事者」として，実施者との連絡調整，労働者への実施の通知や受検の勧奨などを行う役割を担うことにもなります。産業領域で，

特に職場で実際に人事総務担当者などとして実務に関わっている心理職は，衛生管理者としての関わりが大きいと感じています。その衛生管理者が，「保健師」や一定要件および資格を持つ「公認心理師」の場合，「②実施者」としての役割を担うことも可能です。

　さらに，「実施事務従事者」の選定に関しては，「人事総務担当者」の場合，「実施者」の条件と同様に，「人事部長」など「検査を受ける労働者について，解雇等の直接的な人事権を持つ監督者」は，「実施事務従事者」になることはできません。

　「実施事務従事者」になった場合，労働安全衛生法第104条の規定により守秘義務が課せられています。違反した場合には罰則（6カ月以下の懲役または50万円以下の罰金）の適用があります。実施の事務に携わることで知り得た労働者の秘密を他者（人事部長など所属部署の上司も含む）に漏らしてはならないなど，個人情報の厳格な管理が必要であることとされています。つまり，あくまでも「実施者」の指示の下でストレスチェックの実施の事務に携わるのであり，当該事務については所属部署（人事部など）の指揮命令を受けて行うものではないという認識を各々が持ち，それらを事前に労働者に周知しておく必要があります。

　そして，ストレスチェックが効果的に機能するためには，まず，事業者（経営者，社長など）が，会社として積極的にメンタルヘルス対策に取り組む経営方針を表明するとともに，その一環としてストレスチェックを実施する旨を示し，位置づけを明確化する必要があります。その後，具体的な実施内容を詰めていきます。その計画・体制づくりおよび運営実施の全体管理をするのが，「①制度実施全体の担当者」です。担当者は，労使（労働者と使用者）の定期的な調査審議の場である衛生委員会で策定計画や進捗状況を確認することが求められています。

　衛生委員会では，指針が定める11項目（表3）について審議・確認し，法令等に則った上で各事業場での取り扱いを内部規定として策定し，労働者にあらかじめ周知することが必要です。内部規定を策定する際には，法令等を逸脱しない範囲での記載が求められます。つまり「義務事項」は「実施すること」として必ず盛り込むとともに，「禁止事項」は「実施してはならないこと」として，こちらも必ず盛り込むことが必要です。

表3　衛生委員会での審議・確認（厚生労働省，2015a (p.15)）

①ストレスチェック制度の目的に係る周知方法

②ストレスチェック制度の実施体制

③ストレスチェック制度の実施方法

④ストレスチェック結果に基づく集団ごとの集計・分析の方法

⑤ストレスチェックの受検の有無の情報の取扱い

⑥ストレスチェック結果の記録の保存方法

⑦ストレスチェック，面接指導及び集団ごとの集計・分析の結果の利用目的及び利用方法

⑧ストレスチェック，面接指導及び集団ごとの集計・分析に関する情報の開示，訂正，追加及び削除の方法

⑨ストレスチェック，面接指導及び集団ごとの集計・分析に関する情報の取扱いに関する苦情の処理方法

⑩労働者がストレスチェックを受けないことを選択できること

⑪労働者に対する不利益な取扱いの防止

❷ 実施者が調査票をもとにストレスチェックを実施

「実施者」には，ストレスチェックの「企画」および結果の「評価」を行う役割が求められています。ここで大切なことは，再度の説明になりますが，ストレスチェックを実施する義務を負っているのは「事業者」である点です。「事業者」がストレスチェックの項目を最終的に決定する，ならびに評価基準の設定に際して，「実施者」は専門的な見地から「事業者」に案を提示するまたは確認を行うこととされています。

また，嘱託産業医が実施者になることを拒んだり，実施者に該当する有資格者が社内にいなかったりする場合，実施者の役割と業務を外部機関に委託することになります。そのほか，産業医等実施者はいるけれども，実際に事務等の作業を行う実施事務従事者が社内にいない場合は，実施事務従事者の役割と業務を外部機関に委託することになります。

いずれの場合もすべてを外部機関に丸投げするのではなく，社内担当者が実施事務従事者の1人としてメンバーに加わり，社内調整役を担うことが大切で

す。また，嘱託産業医にも外部機関への委託を通じて負担が軽減されることを告げ，実施者の1人としてメンバーに加わり，共同実施者となるように依頼することも必要です。

　法に基づくストレスチェック制度においては，A「仕事のストレス要因」，B「心身のストレス反応」，C「周囲のサポート」の3領域を含むことが必須と省令にて定められています。その上で，ストレスチェックの調査票は，実施者の提案や助言，衛生委員会の調査審議を経て，事業者が決定します。ストレスチェックの調査としては，次項で説明する「職業性ストレス簡易調査票（57項目）」の利用が指針にて推奨されています（表4）。その他の調査票を利用する場合は，各事業場において，選定項目に一定の科学的根拠があるかを確認し，衛生委員会の調査審議の上で，各々の判断で項目を選定することになります。

　実際のストレスチェック実施にあたっては，大きく分けると質問票を配布する「①紙形式」とインターネットや社内のイントラネット上などPCで行う「②WEB形式」に分けられます。「②WEB形式」の場合，社内で独自に実施するのであれば，厚生労働省が無料公開している「厚生労働省版ストレスチェック実施プログラム」（https://stresscheck.mhlw.go.jp/）（2021年2月時点Ver.3.4が最新）を利用して社内で実施することも可能です。ストレスチェックの受検，ストレスチェックの結果出力，3D図などによる詳細な集団分析等ができます。最新版では個人や集団ごとの経年変化も可能となっています。また，利用に際しては，フリーダイヤルによる「厚生労働省版実施プログラム利用に関するコールセンター」も設置されています。

❸ 受検結果を個別に通知し，高ストレス者には医師による面接指導が必要という旨も通知する

　ストレスチェックの実施後，「実施者」は，個人のストレスチェック結果を確認し，面接指導の対象者とするか否かの選定を行うことになります。また選定に際して，調査票に基づく数値評価に加え実施者が，補足的に従業員と面談を行う（補足的面談）場合もあります。公認心理師が実施者としてこの面談を行うこともあれば，公認心理師ではない心理職が実施事務従事者として，実施者の指示の下，この面談を行う場合もあるでしょう。いずれにおいても，ストレ

表4 職業性ストレス簡易調査票（57項目）(厚生労働省, 2015b (pp.34-35))

A　あなたの仕事についてうかがいます。最もあてはまるものに○を付けてください。

【回答肢（4段階）】
そうだ／まあそうだ／ややちがう／ちがう
 1. 非常にたくさんの仕事をしなければならない
 2. 時間内に仕事が処理しきれない
 3. 一生懸命働かなければならない
 4. かなり注意を集中する必要がある
 5. 高度の知識や技術が必要なむずかしい仕事だ
 6. 勤務時間中はいつも仕事のことを考えていなければならない
 7. からだを大変よく使う仕事だ
 8. 自分のペースで仕事ができる
 9. 自分で仕事の順番・やり方を決めることができる
10. 職場の仕事の方針に自分の意見を反映できる
11. 自分の技能や知識を仕事で使うことが少ない
12. 私の部署内で意見のくい違いがある
13. 私の部署と他の部署とはうまが合わない
14. 私の職場の雰囲気は友好的である
15. 私の職場の作業環境（騒音，照明，温度，換気など）はよくない
16. 仕事の内容は自分にあっている
17. 働きがいのある仕事だ

B　最近1カ月間のあなたの状態についてうかがいます。最もあてはまるものに○を付けてください。

【回答肢（4段階）】
ほとんどなかった／ときどきあった／しばしばあった／ほとんどいつもあった
 1. 活気がわいてくる
 2. 元気がいっぱいだ
 3. 生き生きする
 4. 怒りを感じる
 5. 内心腹立たしい
 6. イライラしている
 7. ひどく疲れた
 8. へとへとだ
 9. だるい
10. 気がはりつめている
11. 不安だ
12. 落着かない
13. ゆううつだ
14. 何をするのも面倒だ
15. 物事に集中できない
16. 気分が晴れない
17. 仕事が手につかない
18. 悲しいと感じる
19. めまいがする
20. 体のふしぶしが痛む
21. 頭が重かったり頭痛がする
22. 首筋や肩がこる
23. 腰が痛い
24. 目が疲れる
25. 動悸や息切れがする
26. 胃腸の具合が悪い
27. 食欲がない
28. 便秘や下痢をする
29. よく眠れない

C　あなたの周りの方々についてうかがいます。最もあてはまるものに○を付けてください。

【回答肢（4段階）】
非常に／かなり／多少／全くない
次の人たちはどのくらい気軽に話ができますか？
 1. 上司
 2. 職場の同僚
 3. 配偶者，家族，友人等
あなたが困った時，次の人たちはどのくらい頼りになりますか？
 4. 上司
 5. 職場の同僚
 6. 配偶者，家族，友人等
あなたの個人的な問題を相談したら，次の人たちはどのくらいきいてくれますか？
 7. 上司
 8. 職場の同僚
 9. 配偶者，家族，友人等

D　満足度について

【回答肢（4段階）】
満足／まあ満足／やや不満足／不満足
 1. 仕事に満足だ
 2. 家庭生活に満足だ

スチェックの数値評価に加えて行う補足的面談は，公認心理師等心理職にとって，相談対応スキルを発揮する場でもあると言えます。

　ストレスチェック結果の評価方法や基準，および高ストレス者の選定基準は，実施者の提案・助言，衛生委員会における調査審議を経て，事業者が決定します。その方法を踏まえて，個々人の結果をもとに高ストレスか否かの判定や評価は実施者が行うことになります。それらを実施者もしくは，実施事務従事者が労働者に通知することになります。

　高ストレス者としての選定方法として，国からは明確な基準は示されていないのですが，厚生労働省のマニュアルでは，「職業性ストレス簡易調査票」における標準値（約2.5万人の種々の業種，職種の労働者のデータベースが基準となって作成されたもの）をもとに，評価基準例が2種類紹介されています。

　【例1：単純合計評価方式】（図4）は，調査票の各質問項目への回答の点数を，単純合計して得られる評価点が基準に用いられています。このため，特別な手順によらず簡単に算出することが可能です。

　【例2：素点換算評価方式】（図5）は，調査票の各質問項目への回答の点数を，「素点換算表」により尺度ごと（仕事の量，不安感，上司からのサポートなど）の5段階評価に換算し，その評価点の合計点（または平均点）が基準に用いられています。個人プロフィールとの関連がわかりやすく，尺度ごとの評価が考慮された解析方法です。

　図4・5の評価基準の例における図は，アとイの比率を8：2とする場合の例を示したものです。この比率は面接指導の対象者の選定方針や事業場全体の高ストレス者の比率を勘案し，事業場ごとに変更することが必要です。

❹ 対象労働者は事業者に申出をした上で「医師による面接指導」を受け，事業者は必要に応じて就業上の措置を図る

　法に基づく高ストレス者への医師の面接指導においては，該当労働者からの申出がスタートになります。該当労働者から申出があった後，遅延なく行うこととされています。非常勤の産業医等の場合は月1回の勤務ということもありますので，「遅延なく」は一般的には「遅くとも1カ月以内」くらいが想定されています。

⑦「心身のストレス反応」（29項目）の合計点数（ストレスが高い方を4点，低い方を1点とする）を算出し，合計点数が77点以上である者を高ストレスとする。

④「仕事のストレス要因」（17項目）及び「周囲のサポート」（9項目）の合計点数（ストレスが高い方を4点，低い方を1点とする）を算出し，合計点数が76点以上であって，かつ，「心身のストレス反応」の合計点数が63点以上である者を高ストレスとする。

【概念図】

⑦又は④のいずれかに該当する者を高ストレス者と評価する。

※調査票の項目中，満足度に関する回答は評価に含みません。

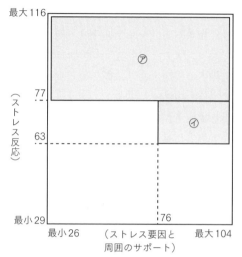

図4 例1：単純合計評価方式（厚生労働省，2015b（p.43））

⑦「心身のストレス反応」（29項目）の6尺度（活気，イライラ感，不安感，抑うつ感，疲労感，身体愁訴）について，素点換算表により5段階評価（ストレスの高い方が1点，低い方が5点）に換算し，6尺度の合計点が12点以下（平均点が2.00点以下）である者を高ストレスとする。

④「仕事のストレス要因」（17項目）の9尺度（仕事の量，仕事の質，身体的負担度等）及び「周囲のサポート」（9項目）の3尺度（上司からのサポート，同僚からのサポート等）の計12尺度について，素点換算表により5段階評価（ストレスの高い方が1点，低い方が5点）に換算し，12尺度の合計点が26点以下（平均点が2.17点以下）であって，かつ，「心身のストレス反応」の6尺度の合計点が17点以下（平均点が2.83点以下）である者を高ストレスとする。

【概念図】

⑦又は④のいずれかに該当する者を高ストレス者と評価する。

※調査票の項目中，満足度に関する回答は評価に含みません。

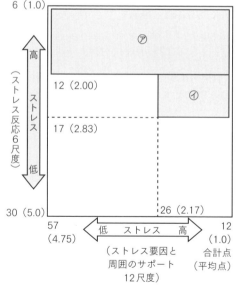

図5 例2：素点換算評価方式（厚生労働省，2015b（pp.44-45））

表5　医師による面接指導時の確認事項

①当該労働者の勤務の状況（労働時間，業務の内容等についてあらかじめ事業者から情報を入手）

②ストレス要因（職場の人間関係や前回検査以降の業務・役割の変化の有無等）

③心理的な負担の状況（抑うつ症状等）

④周囲のサポートの状況

⑤心身の状況の確認

　面接指導に際しては，確認事項として表5の①〜⑤があげられています。①は労働時間や業務内容等の情報を事業者が事前に医師に伝えておく必要があります。②〜④は，個人のストレスチェック結果シートに記述されている内容をもとに，医師が確認します。⑤は，うつ病等やストレス関連疾患を念頭に確認することになります。

　上記確認後，保健指導を行い，必要に応じて，受診指導が行われます。保健指導は，現状の自覚とセルフケア，そして受診の重要性の認識と指導などを行います。その結果，必要に応じて「受診指導」により，専門医療機関（精神科，心療内科等）への受診の勧奨と紹介を行う流れです。また，さらに必要がある場合は，医師の判断により継続的な対応を行うこととされています。

　高ストレス者への医師の面接指導後，事業者は面接指導を実施した医師から意見を聴取することとされています。当該医師が外部機関の医師の場合，面接指導の結果を事業場内の産業医を通じて事業者に提供することが望ましいとされています。よって，事業者は，事業場の産業医等からも「面接指導を実施した医師の意見」を踏まえた意見を聴くこととされています。こちらの時期も「遅滞なく」とされていますので，「遅くとも1カ月以内」くらいが想定されるでしょう。

　事業者が医師から意見を聴く内容は，就業上の措置の必要性と対応すべき措置に係ることとされています。具体的には就業上の区分（通常勤務，就業制限，要休業）等に関すること，ならびに職場環境の改善（業務内容，配置転換，物理的要因・心理的要因の改善）等に関する意見を聴きます。実際に，就業上の措置などを行う際は，労働者にとって非常に機微な問題であるからこそ，医師

による医療専門家からの見解を踏まえた上で実施する必要があります。この場合も，具体的な病名や病気に関する症状などの「疾病性」に着目するのではなく，どのようなことが職場でできるのか「事例性」に着目することが重要です。

5 「医師による面接指導」を受けようとしない高ストレス者には，実施者が直接声がけして個別に面談を行う

　高ストレス者で，「医師による面接指導」を受けようとしない者に対する勧奨方法としては，「①結果を本人に通知する際に合わせて勧奨する方法」，「②結果を本人に通知し一定期間経過後，メール等でその後の状況確認と合わせて勧奨する方法」，「③面接指導の申出の有無の情報を事業者から実施者に提供し，申出のない者にのみ勧奨する方法」などがあげられます。③においては，面接指導の申出を行った労働者名を把握しているのは，事業者になりますので，申出の有無の確認は事業者に対して行うことになります。また，労働者本人の同意により事業者に個人のストレスチェック結果が通知されている場合，上記②の勧奨対応を事業者側で行うことも可能です。ただし，事業者側の勧奨対応が「業務命令」といった強制力を持たないよう，労働者の不利益取扱いにつながらないような注意が必要です。

　そしてもっとも重要なことは，高ストレス者をそのまま放置しないことです。法令上の医師による面接指導では，従業員が事業者に申出をした上で実施されるため，必然的に事業者は，個人結果を把握することになります。ストレスチェック結果を通知された労働者本人が，事業者側に結果を知られることなく，他の手段や窓口でも相談しやすい環境を事前につくっておく必要があります。そのために，公認心理師は，事業場内産業保健スタッフの一員として，保健師，看護師等とともに，産業医等と連携しながら対応する相談体制を整備した上で，相談窓口を常設し日頃から従業員に周知しておきましょう。

　先述の「補足的面談」と同様に，公認心理師が実施者として，高ストレス者への面談を行うこともあれば，公認心理師ではない心理職が実施事務従事者として，実施者の指示の下，面談を行う場合もあるでしょう。面談を行うにあたってのポイントとしては，下記3点あります。

　まずは，「①相談窓口が日頃から心や身体の相談窓口として機能していること

が大事であり，高ストレス者だから相談窓口に行くと周囲から思われないように工夫する」ことです。高ストレス者にとって，初めて相談窓口に行くことは，とても高いハードルに感じます。だからこそ，公認心理師が高ストレス者に，面談の旨を最初に説明する時には，「高ストレス判定が出たから」といった杓子定規的な理由だけではなく，「ストレス負荷がかかっているあなたの身体のことが心配だから」と，相手に寄り添った声がけが必要です。また，メンタルヘルス面だけではなく，「最近，残業時間が多いようだから」，「健康診断結果の○○が悪いのが気になるから」といった別の視点から，まず声がけをしてみるのもよいでしょう。「相談窓口に相談に行くことは普通のこと」だと従業員皆が思っている職場風土であることが重要です。

　次に，「②勤務中，上司に離席の旨を伝える必要がないように，勤務時間外でも相談対応可能にしておく」ことです。勤務中だとどうしても離席の理由を上司などに話す必要があるため，相談窓口に行くことを周囲に知られることにもなります。勤務時間外の早朝や夕方，およびランチタイムなどでも，相談窓口を開設し利用可能であることを広く周知することが重要です。また，中には，一定期間のみ土日などの休日に相談窓口を開設している会社もあります。公認心理師等産業保健スタッフが負担にならないような日程や体制の整備を配慮することも大切です。

　最後に，「③公認心理師等による高ストレス者面談の目的と仕組みを高ストレス者に最初に明確に説明する」ことです。先述の①と②は環境や体制づくりが主ですが，これらのことを高ストレス者に事前に明確に説明しておくことは，その後の効果的な面談およびフォローアップをしていく上で非常に重要です。衛生委員会等で話し合った上で，内容事項を絞り，書面にまとめておくとよいでしょう。

　そして，実際に公認心理師が面談を行う際には，構造化して面談を行うと効果的です。これらの方法に関しては，32ページほどのパンフレット「産業保健スタッフのためのセルフケア支援マニュアル（クイック版）──ストレスチェックと連動した面接の進め方」（島津・種市，2018）がとても参考になります。東京大学大学院医学系研究科精神保健学分野のホームページでは，こちらのPDFが無料で公開されており，ストレスチェック結果をもとに面談・相談対応をする際の，最小限必要な情報が絞り込んで提示されています。また，「解説編」で

は，ストレスチェックの読み取り方と面談・相談対応の進め方の一般的な流れ
が解説され，「事例編」では，個人ごとにフィードバックされるプロフィールの
典型的なパターンを7種類あげて，結果の読み取り方と面接でのポイントが提
示されていますので，ご参照下さい。

　さらに，面談の後，該当する高ストレス者に，精神科・心療内科などの専門
医療機関への受診を勧めることもあるでしょう。その際に，11ページほどのパ
ンフレット「ツール5：受診・相談時メモ用紙」（あんしん財団，n.d.）を活用
すると効果的です。これは一般財団法人あんしん財団が「こころの健康プロジェ
クト」の一環として作成された「8つのメンタルヘルス対策支援ツール」のひ
とつで，ホームページにて，パンフレットのPDFが無料で公開されています。
従業員が専門医療機関で初めて診療を受ける時の「受診時メモ用紙（ご本人
用）」は，事前に自身の症状や状況についてまとめておくことができ，受診の初
回時において，主治医へ的確に情報を伝えることにつながります。公認心理師
等が面談する中で，単に受診を勧めるだけではなく，この「受診時メモ用紙（ご
本人用）」をまとめる支援を一緒に行うことで，従業員の安心感にもつながりま
す。また，「ご連絡」シートは，会社側が本人の様子について，客観的にまとめ
るものです。この中に，会社側の休業制度や期間などを記入する項目もあるの
で，「どれくらい休業しても大丈夫なのか」を主治医は把握でき，治療期間の目
途を立てることにもつながります。そして何より，会社側から「ご連絡」の提
出があったことで，「会社側はこの従業員には戻ってきてほしいと考えている」
と主治医が捉えることができ，主治医と会社側，そして従業員本人といった三
者の信頼関係構築につながるでしょう。

6 高ストレス者でない場合も含めて，労働者はストレスチェック結果を踏まえ，セルフケアにつとめる

　ストレスチェック制度の目的は，「労働者が自分のストレス状態を知ること
で，ストレスをためすぎないように対処したり，ストレスが高い状態の場合は
医師の面接を受けて助言をもらったり，会社側に仕事の軽減などの措置を実施
してもらったり，職場の改善につなげたりすることで，『うつ』などのメンタル
ヘルス不調を未然に防止する」ことにあります（厚生労働省，n.d.2）。

よって，うつ病かどうかを判定・診断することが主目的ではありません。労働者本人がありのままの状態を回答できる仕組みで運営するために，「うつ病等精神疾患の診断を行い，そのうつ病該当者を退職させるための制度」だと誤解されないよう，事前に労働者へストレスチェックの目的を周知することが大切です。

「ストレスチェック制度」の主目的である一次予防への活用という点では，ストレスチェックの結果を通じて，「本人のストレスへの気づき」を促し，セルフケアにつなげることが重要です。こころの耳（n.d.3）の「Eラーニングで学ぶ15分でわかるセルフケア」では，セルフケアに必要な知識，技法を身につけ，日常生活の場で積極的に実施できる内容がまとめられていますので，ご活用ください。

７ ストレスチェックの集団分析結果を踏まえて，職場環境改善活動につとめる

先述の通り，一次予防を主な目的とする制度の趣旨を踏まえると，労働者本人のセルフケアを進めるとともに，ストレスチェックの集団分析結果を踏まえて，職場環境の改善に取り組むことも重要です。ストレスチェックの結果を職場や部署単位で集計・分析することにより，高ストレス者が多い部署が明らかになります。この結果，当該部署の業務内容や労働時間など他の情報と合わせて評価し，事業場や部署として仕事の量的・質的負担が高かったり，周囲からの社会的支援が低かったり，職場の健康リスクが高い場合には，職場環境等の改善が必要と考えられます。

集団ごとの集計・分析の具体的な方法は，使用する調査票（ストレスチェック項目）により異なりますが，国が標準的な項目として示す「職業性ストレス簡易調査票」（57項目）または簡略版（23項目）を使用する場合は，「職業性ストレス簡易調査票」に関して公開されている「仕事のストレス判定図」によることが適当です。また，集団ごとの集計・分析結果は，個人ごとの結果を特定できないため，労働者の同意を取らなくても，実施者から事業者に提供して差し支えありません。ただし，集計・分析の単位が10人を下回る場合には個人が特定されるおそれがあることから，原則として，集計・分析の対象となる労働

者全員の同意を得るか衛生委員会などでの確認と同意を得るなどといった事前対策をした上でないと事業者に提供してはいけません。

　実際に，ストレスチェックの集団分析結果を踏まえて，職場環境改善活動に努める際には，経年変化をみて職場のストレスの状況を把握・分析することも重要です。こうしたことを踏まえ，事業者は産業医と連携しつつ，公認心理師，保健師等の実施者から意見を聴いた上で，集団ごとの集計・分析結果を，各職場における業務の改善，管理監督者向け研修の実施，衛生委員会等における具体的な活用方法の検討などに活用しましょう。

　職場環境改善活動にあたっては，32ページほどのパンフレット「これからはじめる職場環境改善～スタートのための手引～研修の教材」（労働者健康安全機構，n.d.）がとても参考になります。独立行政法人労働者健康安全機構のホームページにて，パンフレットのPDFが無料で公開されています。職場環境改善をこれから始めようと思っている際にストレスチェックの実施から集団分析，職場環境改善をスタートするまでの具体的な手順に従って，その実施方法を説明するものになっています。また，「講義用パンフレット」や「講師向けガイド」も併せて掲載されていますので，ぜひご活用ください。

◉文献

あんしん財団（n.d.）「こころの健康プロジェクト」8つのメンタルヘルス対策支援ツール（ツール5：受診・相談時メモ用紙）．（https://www.anshin-kokoro.com/tool5.html［2021年8月21日閲覧］）

石見忠士（2015）日本で一番やさしい職場のストレスチェック制度の参考書．労働調査会．

こころの耳（n.d.1）ストレスチェック制度について．（https://kokoro.mhlw.go.jp/etc/kaiseianeihou/［2021年8月21日閲覧］）

こころの耳（n.d.2）ストレスチェック制度について（看護師・精神保健福祉士・歯科医師・公認心理師への研修――実施者になるために必要な研修）．（https://kokoro.mhlw.go.jp/etc/kaiseianeihou/#head-6［2021年8月21日閲覧］）

こころの耳（n.d.3）Eラーニングで学ぶ15分でわかるセルフケア．（https://kokoro.mhlw.go.jp/e-learning/selfcare/［2021年8月21日閲覧］）

河野慶三　監修（2016）ストレスチェック制度担当者必携――より良い効果を上げるために．中央労働災害防止協会．

厚生労働省（2015a）心理的な負担の程度を把握するための検査及び面接指導の実施並

びに面接指導結果に基づき事業者が講ずべき措置に関する指針（2018年8月改正）.

厚生労働省（2015b）労働安全衛生法に基づくストレスチェック制度実施マニュアル（2021年2月改訂）. (https://www.mhlw.go.jp/content/000533925.pdf［2021年8月21日閲覧］)

厚生労働省（n.d.1）ストレスチェック等の職場におけるメンタルヘルス対策・過重労働対策等. (https://www.mhlw.go.jp/bunya/roudoukijun/anzeneisei12/［2021年8月21日閲覧］)

厚生労働省（n.d.2）「厚生労働省版ストレスチェック実施プログラム」ダウンロードサイト. (https://stresscheck.mhlw.go.jp/index.html［2021年8月21日閲覧］)

島津明人，種市康太郎 編（2018）産業保健スタッフのためのセルフケア支援マニュアル（クイック版）——ストレスチェックと連動した面接の進め方（厚生労働科学研究「ストレスチェック制度による労働者のメンタルヘルス不調の予防と職場環境改善効果に関する研究」（H27－労働－一般－004：主任研究者：川上憲人）における，分担研究「教育研修，ストレスマネジメントの工夫の検討」（分担研究者：島津明人））. (http://mental.m.u-tokyo.ac.jp/jstress/セルフケア支援マニュアル（クイック版）.pdf［2021年8月21日閲覧］)

労働者健康安全機構（n.d）これからはじめる職場環境改善〜スタートのための手引〜研修の教材. (https://www.johas.go.jp/sangyouhoken/johoteikyo/tabid/1330/Default.aspx［2021年8月21日閲覧］)

3. メンタルヘルス不調の予防

　産業心理職として，活動したいと思った動機は何でしょうか。例えば，2018年に精神保健福祉士を対象にした意識調査（真船ほか，2018）では，およそ9割が「産業保健活動に関心がある」と回答し，その理由として，約半数が「予防に関心があるから」と回答しています。同調査の回答者のうち50%が医療や教育機関で働いていることを考えると，産業保健分野への関心の高さがうかがえます。

　また，同調査で「実際に産業保健でやってみたいと思う業務」については，「職場復帰支援」，「労働者の個別面談」がそれぞれ上位にあがっていました。しかし，「集団への支援」や「職場環境改善」など産業保健スタッフが活躍する業務については，実務内容がよく知られていないために選択されなかった可能性が考えられます。調査の中では，個別支援については，業務の理解やスキルに

自信があると回答するものの，組織論や組織的対策（調査分析，職場環境改善），キャリア支援といった業務については，内容の理解やスキルに自信がないという傾向が見られました。産業保健分野で働く心理職にとっては，本来の活動である「個別支援」のスキルをベースに，「組織・集団への支援」のスキルを向上せていくことが重要です。

それでは，予防活動の実際を紹介していきましょう。

１ ストレスマネジメント

（1）セルフケアの促進

従業員のセルフケア力を高めるために，ストレスへの気づきと，適切に対処するための知識，方法を身につけ実践ができるようにさまざまな場面を活用して心の健康づくりを支援していきます。職場で発生するストレス要因はさまざまですが，業務上では仕事の量や質の問題，人間関係が上位を占めます。産業保健スタッフは，職場巡視や健康診断，健康相談，健診の事後指導等から職場の変化や従業員の生の声を拾うことができます。個々人のストレスだけでなく職場のストレス要因を把握することもできるので労働と健康の調和を図るために従業員の身近な存在として予防活動やセルフケア支援を行っていきます。

従業員自身がセルフケアを実践するためには，ストレス要因に対するストレス反応や心の健康について理解し，自らのストレス状況や健康状態について客観的に把握したり，認識する機会を持つことが重要です。ストレスチェック制度が施行されセルフケアに活用されていますが，いつでも自己チェックできるような仕組みも有効です。早めに自己のストレス反応に気づき，適切な対処行動を選択してセルフケアが行えると，こころの不調の予防や軽減，疲労の回復が早まることを強調していきます。さらにセルフケアには自分で自身のケアをするだけではなく，必要な時に助けを求めることができることも含まれています。上司や産業保健スタッフへ気軽に相談できる体制の整備も行っていきます。

ストレス反応は心理面，身体面，行動面で捉えることができます。「ちょっとしたことでイライラする」，「焦る」，「不安」といった気持ちの変化や，「肩こり」，「頭痛」，「微熱」といった体の反応，「いつもと違うミス」，「時間に遅れる」など普段と違う行動をあげることができます。これらの反応のチェックだ

けでなく「朝目覚めがよい」,「御飯がおいしい」,「オンとオフができている」など対処できている面にも目を向けて従業員自身がセルフケアの手段を選択して，健康な労働生活を送れるように働きかけていきます。

　ストレス対処法には，運動・スポーツ，睡眠・休養，食事の注意，入浴，趣味，信頼できる友人に話を聞いてもらう，家族とのコミュニケーション，リラクセーションなどがあります。これらのうち，いくつかの対処法を持っておくと忙しい労働環境の中でも日常生活に取り入れやすくなります。ストレス対処技術を身につけて，心の健康づくりを推進するために，事業場と協力して研修の機会や情報提供を行っていきます。しかし，ストレス反応が長引いたり対処がうまくいかなかったと感じた時には，早めに回復を図るために積極的な休養を取り入れて，休息の時間を確保したり自分を見つめたりする時間を1日の中で確保することや，スポーツやボランティア等で身体を動かしていくこと，休暇を取得してストレス要因から離れて心身の調整をすることも推進します。ストレスコーピングについても，個々の従業員が取りやすい対処法を確認したり，対処法の選択肢を増やしたりすることに役立ちます。

(2) 労働者の家族による気づきや支援の促進

　従業員は仕事への活力を得るために，家庭での食事・団らん，休養やリフレッシュなど，家族のサポートや協力はとても重要です。核家族化，共働き，単身赴任等により家族形態はさまざまですが，家族は従業員のちょっとした変化を，日常生活の変化やいつもと違う行動，態度から捉えることができます。例えば，余暇や休日の過ごし方だけでなく，元気のなさや顔色，会話の量の変化や気分の浮き沈み，食事の好みや量，飲酒回数の増加などは，同居の家族にはわかりやすいと思われます。眠りの浅い感じやうなされている様子，そしてため息などにも気づくかもしれません。また，離れて暮らす家族でも，インターネットで家族コミュニケーションをとっている場合もあります。

　家族やパートナーは，まず話をゆっくり聞ける時間を確保することが大事になります。家族である大切な人の気持ちを「否定せず，客観的に，決めつけず，励まさずに」受け止めていきます。ストレス要因が解決しなくても，家族が受け止めて理解してくれたことで安心感を得ることもできます。本人が現状を整理したり対処のヒントが思い浮かんだりすることができるかもしれません。ま

表6　労働者への教育研修・情報提供の内容

> ①メンタルヘルスケアに関する事業場の方針
> ②メンタルヘルスの基礎知識
> ③セルフケアの重要性
> ④ストレスへの気づき方
> ⑤ストレスの予防，軽減およびストレスへの対処の方法
> ⑥自発的な相談の有用性
> ⑦事業場内外の相談先などの情報提供

た，一緒にストレス対処法を行ってみることも家族ならではの支援であり，時間や体験を共有することで安心感を得ることができると思われます。家族のサポートの強みは，常に身近で見守っていることを声掛けや態度で伝えていけることです。受診の際にも同行して，日常生活での家族から見た心配事として主治医に情報提供をすることができます。家族だからこそできる支援について，繰り返し情報提供を行うことが必要です。

(3) 労働者への教育研修・情報提供

　メンタルヘルス指針（厚生労働省，2006）の中では，セルフケア促進のため，労働者への教育研修・情報提供の内容は，表6にある7項目を盛り込むよう，示されています。集合研修が一般的ですが，最近では，WEBを活用したe-ラーニングで学ぶスタイルも導入されています。WEB研修のメリットとしては，短時間で受講が可能なこと，また受講率を把握することも可能であるなどです。ストレスチェック実施の時期に併せて，研修計画を立てている事業場が多いでしょう。ストレスへの気づき，ストレス対処の方法，相談窓口の周知や相談への勧奨につなげることが重要です。

　事業所におけるメンタルヘルス対策においては，ストレスチェックの実施に加えて，33.0％の事業所が，労働者への研修等に取り組んでいます（厚労省，2020）。特に，1,000人以上の事業所では81.2％が実施しているので，心理職としても必ず実践する業務となります。講師としてのスキル向上などにも取り組みましょう。

研修については，その効果を高めるため計画策定から，実施後のフィードバックまで一連のアクションを企画立案します。「こころの耳」サイトでは，さまざまな企業の事例が紹介されていますので，参考にしてみましょう。

(4) 管理監督者への教育研修・情報提供

　管理監督者に行うラインケア研修は，自分自身のセルフケアも含めて，以下の11項目に及びます。

　　①メンタルヘルスケアに関する事業場の方針
　　②職場でメンタルヘルスケアを行う意義
　　③ストレスおよびメンタルヘルスケアに関する基礎知識
　　④管理監督者の役割および心の健康問題に対する正しい態度
　　⑤職場環境等の評価・改善の方法
　　⑥労働者からの相談対応方法（話の聴き方，情報提供および助言の方法等）
　　⑦心の健康問題により休業した者の職場復帰への支援の方法
　　⑧事業場内産業保健スタッフ等との連携およびこれを通じた事業場外資源
　　　との連携の方法
　　⑨セルフケアの方法
　　⑩事業場内の相談先および事業場外資源に関する情報
　　⑪健康情報を含む労働者の個人情報の保護等

　労働者の教育研修でも触れましたが，こちらもe-ラーニングでの受講も可能となってきました。基本的な事項の習得には，受講率を意識したWEB形式も有効です。しかし，ラインによるケアは，管理監督者自らが，職場において部下への対処などに率先して取り組んでもらいたいという目的があります。そのため，実践的なスキルを身につけてもらうためには，ロールプレイングや，グループワーク，ワークショップ形式など，座学だけではなく，コミュニケーションを意識した双方向の体験型研修を取り入れている事業場が多いようです。
　働き方改革が進む時代においては，メンタルヘルス対策だけの研修というよりは，マネジメント研修，コンプライアンス研修，ハラスメント研修との共催や，ストレスチェック後の集団分析の結果報告，参加型の職場環境改善の実践

など，より発展的に創意工夫された研修が求められています。心理職の特性を活かした研修内容を，研究しましょう。

（5）労働者のメンタルヘルス不調の予防と対応

　従業員のメンタルヘルス不調の予防対策は，「心の健康づくり計画」に基づいて行います（厚生労働省，2006）。産業保健スタッフは自発的に気軽に相談できる体制づくり，つまり職場が相談しやすい風土への関与と，事業場と連携してハイリスク者へアプローチしていく方法と2つの方向からの支援を行っていきます。

　相談窓口は利用しやすい場所に設置し，ポスターや広報で周知を図っていきます。事業場外の相談先（EAPなど）の活用も併せて記載し，受け入れ窓口を広げておくとよいと思われます。産業保健スタッフが従業員の健康管理を担っていることを繰り返し伝えていくことが必要です。

　ハイリスクアプローチについては，例として法律で決められた過重労働面談や高ストレス者の医師面接後に，フォローアップ面接として経過を確認していくことができます。また，高ストレス者で医師面接を希望しない従業員であっても，保健指導の対象として実施していくことが望ましいとされています。健康診断結果の有所見者だけでなく，問診時に訴えの多い従業員をリストアップしてみたり，職場のストレス判定図などと組み合わせて面接計画を立てると効率的です。さらに昇進や転勤，単身赴任など業務上の役割や環境の変化が見られた従業員に対して保健面接を計画することも有効です。職場も合併や業務の拡大縮小など変化が激しくなっているので，福利厚生担当者や人事と連携して優先順位を決めて面接計画を立案していきます。

　よく依頼される面接には，離職や適応が心配される新入社員面接や転入者面接があります。新入社員面接の場合は，初期配属後数カ月経過した後から個別面接を行います。面接票を使って生活時間や食事・睡眠，職場のサポートや適応状況等を確認しています。転入者面接では，生活時間の確認だけでなく単身赴任の有無や，役割や業務の変化・業務上の相談者，健康上の不安，家族に関する相談などを確認していきます。面接後は面接の評価を行い，相談先の紹介やフォローアップの要否を決定します。また，面接票などは個人の結果ではなく集団の結果として集計し，その結果を事業場と共有する場合もあります。ま

た，過重労働職場での全員面接や，メンタルヘルス不調が複数発生しているような職場への介入面接など，早期発見だけではなく，セルフコントロールできることを目的として実施することも産業保健スタッフの存在や役割を伝えていける場になります。

(6) 管理監督者による日常的な相談対応の促進

　管理監督者は，職場の日常管理を行いながら個々の従業員の業務を把握しています。ミーティングやたわいない会話から，その人の不調や元気を感じとるため，業務報告を受けたり，業務を依頼したりするやりとりの中で，従業員のメンタルを含めた健康状態を把握することができます。つまり管理監督者は職場内でのコミュニケーションの中からストレスの初期状態を把握することが可能なのです。身体面では，発熱や腰痛など症状の訴えからわかることも多くありますが，ストレスの把握のためには従業員との会話の時間を持ちコミュニケーションをとることが重要です。日頃から職場の様子を観察することで発言だけでなく顔色や歩き方などの様子からも従業員の変化に気づいて「不調かな」と感じた早期にタイミングをみて声かけを実施します。すぐに相談にならなくても，気にかけていることが従業員に伝わることが大事です。毎朝の挨拶から始めていくことも大切ですが，在宅勤務やテレワークなどが増えたり，管理監督者であっても自らがプレイングマネージャーとして活動し自席にいなかったりすることも想定されます。どのようにコミュニケーションを形成していくのかそれぞれの職場に合ったツールを考え，声掛けの頻度を増やしていけるといいと思います。

　最近では，フレックス勤務や在宅勤務の導入も多く，職場単位の飲み会等におけるコミュニケーションも減っているように感じます。代わりにランチミーティングやレクリエーション活動の復活も見られ，食事や体を動かしながらのコミュニケーションが増えているようです。多忙な場合にも，短い時間を使い一対一での小対話形式のコーチングを実践する職場も見られています。定例化することで，気軽に声を発する環境をつくり相談しやすい体制が形成されるようになります。管理監督者として良好な関係性を作ることで相談へのハードルを下げることができます（コロナ禍におけるコミュニケーションの取り方については，【参照】第3章－7－**2**】）。

相談の際には，評価はせずに傾聴し，従業員の言葉や不安な気持ちを受け止め，安心できる場を作ります。内容により管理監督者が対応できるレベルなのか，産業保健スタッフ等につなぐほうがよいのか迷いが生じた場合は，産業保健スタッフに相談するよう伝えておきましょう。性急に結論付けずに一緒に考える姿勢で対応します。つなぐ際にも従業員の同意を得てからつなぐことや，管理監督者自身が従業員の問題を抱え込まないことが重要です。管理監督者自らが日頃から相談できる上司との関係づくりや産業保健スタッフとのネットワークを作っておけるよう支援していきます。

（7）事業場内産業保健スタッフ等による相談対応

　従業員の相談ルートには，従業員からの自発相談，上司からの紹介，健診の事後指導面接や高ストレス者の保健指導などが考えられます。産業保健スタッフは，日々の産業保健活動から職場情報を得ており，従業員をとりまく職場環境の概略を知る身近な専門職として相談対応ができることは大きな強味です。職場の体制や厚生担当者などの連絡先を日頃から整理しておくと従業員の仕事上のストレスの理解を深めることもでき，職場のサポート支援や環境調整をする場合にも活用しやすくなります。また，産業保健の現場では，毎年の健診結果が綴られていたり，過去の相談面接記録が保存されている場合が多いので事前に確認しておくことも重要です。従業員から相談があった時には，時間の設定と個室を確保し，守秘義務を説明した上で傾聴の態度で話を伺います。最初の連絡が電話やメールの場合もありますが，五感を使って観察を行い非言語メッセージをつかんでいくためにもできるだけ対面できるよう面接の調整を行います。対面ではどのような思いで相談に臨んだのかを対象者の思いを推察しながら丁寧に聴いていきます。特に他者から勧められた場合には，なぜ勧められたのか納得いかないまま相談に行かされたという感情が少なからずあり，従業員の気持ちが落ち着くまで受け止め続けます。産業保健スタッフは傾聴の中で，労働と健康情報の収集とアセスメントを繰り返していきます。労働の情報としては，業務内容や役職の変化・業務上のやりがいや困りごと・上司・同僚との関係があげられ，仕事の量的質的変化や人間関係への思いを確認していきます。遅刻や当日休などの勤怠状況だけでなく，離席の頻度・些細なミスや時間外労働の増加など，疲労や不安・ストレスとの関連がないかを検討します。さらに

健康に関する情報として，睡眠・食事・嗜好の変化だけでなく身体症状や気分の変化も確認していきます。業務への影響が，仕事上のストレスから起きているだけでなく，育児や介護のストレスが相互作用として起きている場合もあり，関連機関への適切な情報提供を行うことが必要です。本人のセルフケア支援だけでなく，職場のサポートや受診が必要と考えられた場合には，個人情報保護の説明を行った上で本人と話し合いを行い，本人の合意のもと，他の産業保健スタッフとの連携や上司を含めた調整などコーディネートを行います。

❷ 心の健康づくり活動における着眼点

（1）レジリエンス

　レジリエンスとは，非常にストレスフルな出来事を経験したり，困難な状況にあっても精神的健康や社会適応行動を維持するあるいは回復する力といわれています。このレジリエンス能力は個人差が大きいといわれており，日常生活の小さな事柄に不適応や不安になる人もいれば，大変な危機に置かれても一時的な反応だけで立ち直りを見せる人もいます。レジリエンスを誰もが保持し伸ばすことができる能力として捉え，経験から学び自己成長できる機会とすることは，さらにレジリエンスの強化につながるといえます（石井，2011；松井・市川，2019）。

　長い職業生活においては，対人関係の課題や業務の量的・質的な負荷だけでなく，家族を含めた日常生活の変化や育児介護などのライフイベント，自身の疾病罹患，突然の災害などさまざまなストレス体験に遭遇します。それらの体験に対し，レジリエンス能力を発揮し，適切な対処行動に向かい，その経験を乗り越える力を発揮できるようポジティブな見方や考え方を身につけていくことが重要です。

　レジリエンスの構成要素として，APA（American Psychological Association：アメリカ心理学会）は，1．現実的な計画を立てそれを成し遂げる力，2．自分を肯定的に捉えて自分の能力を信頼できる力，3．コミュニケーション能力と問題解決能力，4．強い感情や衝動をマネージメントできる力——の4つの要素をあげています。それらを高めていくには，労働者個々人が心身の健康度に影響する生活習慣を日頃から整えていくことや自ら相談できる人とのつながりの形

成があります。

　職場ができることとしては，相談体制の整備や困難な状況を支援する制度の紹介，情報提供を展開していきます。対人関係の取り方や癖など労働者個人が持つ特性を自らが理解し対処能力や適応能力の向上に向けた研修を実施するだけでなく，職場支援能力を高めて職場環境からのサポートを行うことも，個人の対応力やストレス耐性に影響を与え，職場単位でレジリエンスを高めていくことにつながると考えられます。

　前述したAPAでは，レジリエンスを形成する方法として以下の10項目をあげています。

　　　①家族や仲間とのつながりを大事にする
　　　②克服できない問題と捉えることを避ける
　　　③変化を生活上の一部分として受け入れる
　　　④目標に向けて進むこと
　　　⑤断固とした行動をとること
　　　⑥自己発見のための機会を探すこと
　　　⑦自分に対する肯定的な見方を持つこと
　　　⑧物事の捉え方についての展望を持つこと
　　　⑨希望に充ちた見方を持つこと
　　　⑩自分自身を大切にすること

（2）ワーク・エンゲイジメント

　ワーク・エンゲイジメントの定義は，W. B. シャウフェリらによれば，仕事に関連するポジティブで充実した心理状態であり，仕事の誇りややりがいを感じていること（熱意），仕事に熱心に取り組んでいる状態（没頭），仕事から活力を得て生き生きしている状態（活力）の3つが高い状態とされています（島津，2015）。ワーク・エンゲイジメントの高い従業員が多ければ，いきいきとした活力のある職場が形成され生産性や創造性を発揮できる状態であり，従業員も仕事から活力を得て働き甲斐や職場の一体感が得られるといったポジティブ・メンタルヘルスの醸成につながります。心の健康づくり活動としては，ストレスをなくしたり，低減するようなセルフケア教育よりも従業員が持つポジ

ティブな面からのアプローチを行い，いきいきと働くための研修を計画することがよいと考えられます。また，ストレスチェック結果から職場のストレス判定図を活用して職場環境改善支援を行う場合でも，ストレスを減らす取り組みの計画はマイナスな面に焦点が当たりやすくなります。ワーク・エンゲイジメントの視点から，現在できている職場の取り組みや工夫など職場の持つ強みに注目して優良事例として共有しポジティブフィードバックを行っていくと，職場環境改善がより事業場内へ浸透しやすくなると思われます。いきいきと働くための取り組みは，メンタルヘルス一次予防の取り組みとして実施し，従業員だけでなく事業場とともに心の健康づくり活動を進めていくことが重要です。

(3) 労働者の疲労蓄積度自己診断チェックリスト

時間外労働は，仕事による身体的精神的負荷を大きくするだけでなく，睡眠や休養の時間確保に影響し，疲労を蓄積する原因のひとつと考えられています。過重労働による生活習慣病の発症や憎悪，メンタルヘルス不調などの健康障害を防止するためには，事業者が必要な措置を講じることが重要ですが，従業員自身も自らの疲労度を把握・自覚し，改善に向けて行動や相談できるように労働者の疲労蓄積度チェックリストが作成されました（厚生労働省，2004）。このチェックリストは，厚生労働省のホームページや中央労働災害防止協会のホームページからアクセスできます。活用例としては，医師による過重労働面接の対象者だけでなく，事業場が決めた一定の時間外労働を行った従業員に対して実施し，労働生活の見直しや早期の疲労回復を図ることもセルフケア支援として考えられます。

このチェックリストは，疲労の蓄積について，最近1カ月の自覚症状（13問）と勤務の状況（7問）から構成されており，その両面から負担度を評価します（表7）。仕事による負担度の判定は4段階に分かれており，従業員は個人の裁量でできる改善を行い，また，個人では改善が難しい項目であれば，上司や産業保健スタッフへ相談するように勧めていきます。セルフケア研修でも紹介しておくとよいでしょう。

表7 「労働者の疲労蓄積度自己診断チェックリスト」の項目（厚生労働省，2004）

I．最近1カ月間の自覚症状
1. イライラする
2. 不安だ
3. 落ち着かない
4. ゆううつだ
5. よく眠れない
6. 体の調子が悪い
7. 物事に集中できない
8. することに間違いが多い
9. 仕事中，強い眠気に襲われる
10. やる気が出ない
11. へとへとだ（運動後を除く）
12. 朝，起きた時，ぐったりした疲れを感じる
13. 以前とくらべて，疲れやすい
II．最近1カ月間の勤務の状況
1. 1カ月の時間外労働
2. 不規則な勤務（予定の変更，突然の仕事）
3. 出張に伴う負担（頻度・拘束時間・時差など）
4. 深夜勤務に伴う負担
5. 休憩・仮眠の時間数および施設
6. 仕事についての精神的負担
7. 仕事についての身体的負担

（4）自己効力感（セルフ・エフィカシー：self-efficacy）

　行動を習慣化させるために行動変容を起こすには，自己効力感を高めることが有効です。自己効力感が高い人は，自分が達成できる目標を明確に設定することができ，行動変容を挑戦として捉え，立ち向かう前向きな考え方ができます。自己効力感を高めることによって，行動変容のための動機づけがされ，実行した際にも不利益なことに直面することや問題となる行動が起こりそうになっ

たときでも前向きに考えて行動変容を維持することができます（e-ヘルスネット，2021）。自己効力感を高めるには，成功経験とモデリングがポイントとなります。

　厚生労働省の「健康づくりのための身体活動指針（アクティブガイド）」では，例えば，18歳から64歳の成人に対しては「元気にからだを動かしましょう。1日60分」を勧めていますが，そのような身体活動に対して高いセルフ・エフィカシーを感じている人ほど，身体活動を行う可能性が高くなるということです。以下にセルフ・エフィカシーを高める主なポイントとして，「成功経験」と「モデリング」について，身体活動を例にして説明したいと思います。

① 「成功経験」
　成功経験とは，実際に自分が行ってみて，うまくできたという経験のことです。
　この「成功経験」を使って，身体活動へのセルフ・エフィカシーを高めるには，少し頑張れば達成できそうな目標を立て，その目標をクリアすることが必要です。そして，その「成功経験」が運動への「自信」を高め，その後少しずつ目標を上げていくことも可能になります。上記の例で言えば，いきなり「1日60分以上の身体活動」を目標にするのではなく，達成できそうな目標を立ててクリアし，それから少しずつ目標を上げていくことでもよいのです。

② 「モデリング」
　モデリングとは，性や年齢，健康状態や生活状況などにおいて，自分と似ていると思われる「モデル」となる人が，ある行動をうまく行っているのを見たり聞いたりすることで，“自分にもうまくできそうだ”と思うことです。
　この「モデリング」を使って，身体活動へのセルフ・エフィカシーを高めるには，実際に身体活動を行っていて，自分と似ていると思われる「モデル」となる人を見つけ，その人に身体活動を続けるコツや，身体活動によってどんなメリットが得られたかについて，聞いてみることが勧められます。そうすることで，“自分にもうまくできそうだ”という「自信」を感じやすくなるということです。

◉文献

e-ヘルスネット（2021）セルフ・エフィカシーを高めるポイント（最終更新日：2021年4月21日）．（https://www.e-healthnet.mhlw.go.jp/information/exercise/s-07-002.html［2021年4月26日閲覧］）

石井京子（2011）レジリエンス研究の展望．日本保健医療行動科学会年報 26；179-186．

こころの耳（https://kokoro.mhlw.go.jp/［2021年2月10日閲覧］）

厚生労働省（2004）労働者の疲労蓄積度自己診断チェックリスト．（https://www.mhlw.go.jp/topics/2004/06/tp0630-1.html［2021年4月23日閲覧］）

厚生労働省（2006）労働者の心の健康の保持増進のための指針（2015年11月30日改正）．

厚生労働省（2020）労働安全衛生調査（実態調査：事業所調査）．

松井知子，市川佳居編（2019）職場ではぐくむレジリエンス．金剛出版．

真船浩介ほか（2018）精神保健福祉士の産業保健領域における活動に関する実態及び意識調査．日本産業精神保健学会精神保健福祉士部会．

島津明人（2015）ワーク・エンゲイジメントに注目した個人と組織の活性化．日職災医誌 63；205-209．

コラム
9

メンタルヘルス・マネジメント®検定

　メンタルヘルス・マネジメント®検定（主催：大阪商工会議所）は，働く人たちのメンタルヘルス不調の防止と活気ある職場づくりを進めるために必要なメンタルヘルスケアに関する知識や対処方法を習得するための検定試験です。厚生労働省策定の「労働者の心の健康の保持増進のための指針」に基づいて，一次予防から三次予防までを職位・対象別に学び，コース別に以下の3種類の検定試験を実施しています。

　①セルフケアコースでは，一般従業員がメンタルヘルスケアの意義や知識，ストレスへの気づき方や対処方法などの知識を習得できるようなカリキュラムとなっています。自ら不調に早めに気づきセルフケアを行ったり，必要な時に助けを求めることを目標としています。②ラインケアコースでは，管理監督者向けに職場での配慮や部下への対応，安全配慮義務に則った対応などを学びます。③マスターコースは人事労務管理スタッフや経営幹部向けとなっており，社内のメンタルヘルス対策を推進する立場として必要な知識を学びます。

　管理職に昇進した際に行われる研修でラインケアコースの受検を促す企業も多いようです。

●大阪商工会議所ホームページ
メンタルヘルス・マネジメント®検定試験（https://www.mental-health.ne.jp/
　［2021年4月26日閲覧］）

4. もしもメンタルヘルス不調者が出てしまったら

　ここでは産業心理職が事業場内外で連携するさまざまなシーンの具体的な対応・動き方について考えていきましょう。

❶ 事業場内外の連携と支援の重要性

　メンタルヘルス不調者やその上司などから相談があった場合，メンタルヘルス不調者が休養・休職に入った場合等，その対応において心理職の支援として重要な点は，事業場内外の関係者・関係部門との連携になります（図6）。

　産業心理職による支援の目的は，メンタルヘルス不調者が自身で体調を管理しながら適切に就業を継続していくことにあります。それは本人との面接だけで実現できる事例ばかりではありません。不調者本人が語る内容と職場の管理職等が感じている内容に乖離が生じることもあります。また，適切な就業状態にあるかどうか，本人と職場とのコミュニケーションが適切に取れているか，

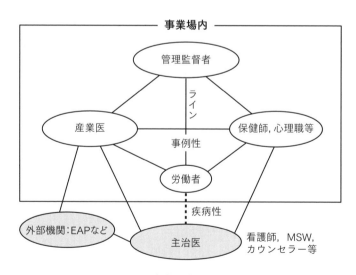

図6　事業場内外の連携

リワークでどのような状況にあるかなど，客観的な判断や情報を必要とすることもあり，関係者の連携による情報の収集や共有は欠かせません。このような場合，医療職や心理職の面接においては，守秘義務に対して敏感になるあまり，面接から得られた情報を連携場面で活用することに躊躇することがあります。本来の支援の目的に照らせば，連携の不十分さがある場合，支援は円滑に進まないことになりかねず，そのような事態を避けるためにも適切な情報共有のプロセスを踏む必要があるでしょう。就業を支援する目的，情報共有の範囲を本人に説明し，情報共有の内容とその同意を取得した上で，適切な内容を必要な範囲に共有することは，産業保健現場で活動するためには極めて重要な事項となります。

(1) 人事労務担当者との連携

　事業場内の連携で，まず最初に浮かぶのが人事労務担当者との連携です。大企業や大規模事業場では専任の担当人事がいますし，傷病担当の人事がいるときはメンタルヘルス不調者の人事的対応に慣れていることもあります。このような場合は，産業保健を担当する心理職としても，さまざまな人事労務的視点や対応について学ぶことができるでしょう。また，中小企業や中小規模事業場では，担当の人事が総務や渉外など複数の仕事を兼務していることも多く，人事労務担当者であってもメンタルヘルス不調者への人事的対応をどうしていいかわからないこともあります。その場合も，チームとしてともに労働者を支援していく視点が大切であり，まずは人事労務担当者との連携構築が最初のステップです。

　新しい会社や事業場を担当することになった時に，まず人事労務担当者と打ち合わせを行い，その会社や事業場の人事上のルールや対応のプロセスを確認しておきましょう。会社や事業場の人事労務管理の基本は就業規則やその内規にあり，疾病休業時の対応，診断書の提出ルールとそのプロセス，疾病休業時の休暇処理から休職に移行するときの休職発令の条件とそのプロセス，休職可能期間，休職中の本人との連絡・対応をどうするか，復帰時の条件などは会社によりさまざまです。メンタルヘルス不調により休業となる場合，身体疾患と比較して長期化することが多く，このような人事労務管理の基本情報を把握しておくことは非常に大切です。

次に，人事労務担当者との役割分担と連携方法を確認しておきます。基本的役割分担として，健康管理は心理職を含めた産業保健スタッフ，労務管理は職場の管理職と人事担当が行います。つまり，産業保健スタッフは「疾病性」に着目し，職場や人事は「事例性」に着目することになります【参照 第2章－1－2】。この場合の疾病性とはメンタルヘルス不調の病態やコントロール状況であり，事例性は労務管理上適切に就業が継続できているか，という点を指します。産業保健スタッフによる面談の結果，職場で配慮すべき事項がある場合は，その配慮内容に基づいて，職場や人事は職場での労務管理を進めていきます。この連携において，時に職場の管理職や人事が過度に健康情報を知りたがる場合がありますが，本来は労務管理上必要な範囲の情報を共有する原則に照らして，現場で労務管理上どのように対応したらよいのか，という視点に基づいて連携することが望ましいでしょう。

(2) 管理職との連携

　メンタルヘルス不調者の対応を行う場合に，もっとも日常的に連携をするのが，職場の管理職です。管理職は職場の業務遂行上の管理責任がありますから，日常的に部下である労働者の業務遂行状況や勤怠状況を確認できる立場にあり，労働者本人に一番近い存在としてさまざまな情報を持っています。例えば，いつもと違う様子の部下について上司である管理職から産業保健スタッフに相談があり，それが部下のメンタルヘルス不調の早期対応につながることはよく見られます。そのため，管理職に対するメンタルヘルス研修では，事例性へ着目して，気になる部下がいる場合はまず話を聴いてもらい，健康面の心配があるときは必要に応じて健康相談につなげてもらうこと，を説明します。相談には，部下である労働者が直接健康相談に来る場合，上司である管理職が部下の相談に来る場合があります。

　また，産業保健スタッフの面談においても，管理職から見て職場で本人がどう見えているか，という情報は有用です。本人が語る内容と職場で感じている内容に違いがあることもあります。仕事はできているか，アウトプットが以前と比べてどうか，ミスが増えていないか，遅刻や週初めの月曜に欠勤などの勤怠の乱れはないか，職場の対人関係の難しさや，例えば最近プロジェクトリーダーになったなどの立場上の変化はないか，そのほかに思い当たることはある

か，など管理職ならではの見解を聞くこともあります。それにより，産業保健スタッフが相談者本人をより重層的に理解することができ，丁寧な支援につなげることができます。

　部下である労働者が疾病事由により一定期間の休業をした場合，多くの会社では主治医の診断書の提出を求めます。診断書は通常本人から管理職を通して会社に提出され，健康管理部門に回されます。管理職にとっては診断書を受け取る機会はさほど多くはないため，その対応に慣れておらず，特にメンタルヘルス不調の場合は，どうしたらよいか，という相談が寄せられることがあります。提出された診断書の内容にもよりますが，必要に応じて産業保健スタッフが一度本人と面談をした上で，管理職にアドバイスをすることはよくあります。さらに，一定期間の休業をした労働者の復帰時にも，管理職と連携する必要があり，これについては後述します。

（3）社外の機関との連携

　近年は社外の連携先として，主治医だけでなく，リワーク機関の普及とともに，健康管理部門とリワーク機関の連携ケースが増えてきました。リワーク機関には，主治医の病院やクリニックでリワークを併設しているパターン，主治医とは別にリワーク専門の機関に通所するパターン，EAP（＝従業員支援プログラム）として企業が契約をしているパターン等があります。リワーク機関の主な役割は，復職時の段階的で円滑な復職を支援するために，病状が回復傾向となる時期に合わせて，復職前の一定期間，職場復帰のための一種のトレーニングプログラムを実施することにあります。すべてのメンタルヘルス不調による休業者がリワーク機関に行く必要があるわけではありませんが，長期間の休業となった場合や，休復職を繰り返している場合，主治医がリワークへの通所を勧めた場合などはリワークを活用することがあります。リワーク機関でのプログラムのサマリーや通所の結果が共有できる場合には，復帰支援のための有用な情報となります。

（4）主治医との連携

　主治医の役割は，メンタルヘルス不調者の臨床的診断と治療を行うこと，そして患者である労働者自身の社会生活への再適応を主治医の立場から支援する

ことにあります。そのため，病状に応じて，就業しながら通院治療を継続する場合，診断書を提出して一時的に職場を離れ自宅療養をしながら通院治療をする場合や入院治療をする場合等があります。前者の場合は，本人からの情報に基づいて主治医から残業時間を減らすなどの診断書や意見書を発行してくれることもありますが，診察室の中から職場の状況の詳細を把握することは難しく，就業上の配慮の具体的内容については主に産業医等の産業保健スタッフの役割となります。一般的に，会社に提出する診断書は労務管理の証明目的に提出されるものですので，主治医としても個人の健康情報である病態の詳細を記載することは難しく，その記載は比較的シンプルとなります。そのため，産業医等と主治医とは必要に応じて，診療情報提供書等のやり取りを通じて，患者である労働者の健康状態についての医学的情報のやり取りを行うことがあります。また，労働者と産業医等の産業保健スタッフとの面談時に，主治医と患者である労働者との受診時のやり取りの内容や主治医からの処方内容の変遷を聞き取ることで，主治医の診立てを理解することができ，これも貴重な情報となります。

(5) リワークについて

　リワーク（re-work）とは，return to work の略語であり，気分障害などの精神疾患を原因として休職している労働者に対し，職場復帰に向けたリハビリテーションを実施する機関で行われるプログラムのことです。リワークは，地域障害者職業センター（独立行政法人高齢・障害・求職者雇用支援機構）における職業リハビリテーション（職業リワーク）と医療機関における医療リワークに大別されます。医療リワークは，現在全国で220カ所以上の医療機関で実施されており，1997年に秋山らによる職場復帰支援プログラム（Rework Assist Program：RAP）の実践がその発端となっています（秋山ほか，2004）。また2005年1月には，五十嵐らが診療報酬上での精神科デイケアにおいてリワークプログラムを開始しました（五十嵐，2010）。

　現在の標準的なリワークプログラムは，決まった時間にリワーク機関（支援施設）へ通うことで事業場へ通勤することを想定した訓練とし，各利用者の担う業務に近い内容のオフィスワークや軽作業，復職後にうつ病を再発しないための疾病教育や認知行動療法などの心理療法が行われています。これらの過程の途中では，休職に至った自身の働き方や考え方を振り返ることで休職に至っ

た要因を確認するとともに復職した時に同じ状況（休職）にならないための準備（再発予防策の作成）が進められます。リワーク利用のメリットとしては，①生活リズムを再建しやすい，②復帰のタイミングが見えやすい，③復職後のセルフケアについて学べる，④似た経験を持つ人たちとの出会い等が挙げられます（小山，2019）。多くのリワーク機関では，多職種スタッフ（医師・看護師・作業療法士・精神保健福祉士・臨床心理士）による専門的，多角的な支援や，事業場との連携・情報交換を行い，職場復帰と再発・再休職の予防に向けた支援を行っています。

❷ 事業場における職場復帰支援

　平成29年度の労働安全衛生調査（厚生労働省，2018）では，メンタルヘルス不調により1カ月以上の長期休業した労働者は，図7にあるように全労働者の

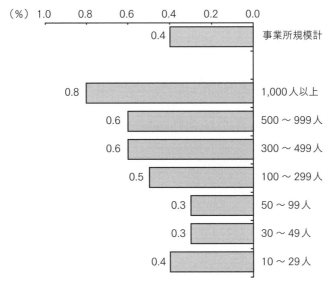

（注1）受け入れている派遣労働者を除いた割合である。

図7　過去1年間にメンタルヘルス不調により連続1カ月以上休業した労働者の割合
（常用労働者計＝100%）（厚生労働省，2018）

0.4％にもなり，年々増加傾向にあります。これを事業場規模別に見ると，労働者数が1,000人以上の大規模事業場では約0.8％，300人から1,000人未満の事業場では約0.6％，100人から300人未満の事業場では約0.5％，50人から100人未満の事業場でも約0.3％もの労働者が1カ月以上休業していると回答しています。企業規模の大きさに比例して休業者数も多くなりますが，中小規模の事業場でも一定の問題発生があり，対応に苦慮していることがうかがえます。このことから，円滑な職場復帰の支援が必要とされています。

　職場復帰支援の基本的な考え方として，メンタルヘルス不調で長期に休業している労働者が円滑に職場復帰するには，休業から復帰までの流れをあらかじめ明確にし，関連規程や職場復帰プログラム等を策定した上で整備・ルール化しておくことが大切です。これらの関連したルールが不明確なまま場当たり的に対応をしてしまうと，復帰を目指す労働者も，復帰を受け入れる職場でも，どこに注意してどのように対応すればよいかが不明確となり，結果として労働者や職場が困ることがあります。また，関連規程やルールを運用するにあたって，衛生管理者や人事労務担当者等の事業場のキーパーソンを育成することも大切です。

　職場復帰支援については，厚生労働省（2009）より「心の健康問題により休業した労働者の職場復帰支援の手引き」（以下，手引き）が示されており，大変参考になります。職場復帰支援においては図8のように5つのステップがあります。

　第1ステップでは，休業開始時に主治医からの要休業の診断書を確認し，状況の把握に努めるとともに，診断書に従い安心して療養に専念できるように，必要に応じて労働者へ情報提供を行います。メンタルヘルス不調の場合，休む前から職場がその状況を把握している場合と診断書が職場に提出されて初めて状況を把握する場合とがあり，また療養期間も比較的短い場合からかなり長い場合までさまざまです。職場の関連した制度などをまとめた書類を作成しておくと，休業に入る労働者への情報提供としては有用です。

　第2ステップでは，休養と治療によりメンタルヘルス不調から体調が回復してきた労働者が主治医と相談の上，職場復帰のステップを開始するスタートにつくことになります。そのときに重要なのは，主治医からの職場復帰可能の診断書であり，主治医の見解として具体的な意見を記入してもらうようにすると

第1ステップ：病気休業開始および休業中のケア	
• 傷病手当金など経済的側面の制度周知 • 相談先，職場復帰支援サービスの情報共有	• 休業期間など労務管理の制度

第2ステップ：主治医による職場復帰可能の判断	
• 主治医による診断書発行と確認	

第3ステップ：職場復帰の可否の判断および職場復帰支援プランの作成	
ア）情報の収集と評価 • 労働者の職場復帰の意思の確認 • 産業医等による主治医からの意見収集 • 労働者の状態等の評価 • 職場環境の評価 • 本人の特性や治療上の問題，家族状況など イ）職場復帰の可否についての判断 • 産業医等による面談と判断	ウ）職場復帰支援プランの作成 • 職場復帰日の決定 • 管理監督者による就業上の配慮 • 人事労務管理上の対応等の検討と決定 • 産業医等による医学的見地からみた意見 • フォローアップ • 労働者の注意点，試し出勤制度，事業場外資源の活用等

第4ステップ：最終的な職場復帰の決定	
• 労働者の状態の最終確認 • 就業上の配慮等に関する産業医意見書の作成	• 事業者による最終的な職場復帰の決定 • 職場復帰に関する主治医への情報提供

職場復帰

第5ステップ：職場復帰後のフォローアップ	
• 疾患の再燃・再発，新たな問題の発生などの状況確認 • 勤務状況，および業務遂行能力の評価 • 職場復帰支援プランの実施状況の確認，評価，見直し	• 治療状況の確認 • 職場環境の改善，調整 • 管理監督者，同僚等への配慮

図8　職場復帰支援の5つのステップと具体的な実施事項リスト

よいでしょう。これを重視するのはもちろんですが，一般的に診断書においては，日常生活における病状回復の程度を判断材料のひとつとして，社会生活に復帰していくプロセスとしての職場復帰の診断書を発行することがあります。職場側から見ると「職場復帰可能」とは以前と同じように「通常業務可能」と考えることがあり，ときには職場で求められる業務遂行レベルまでメンタルヘルス不調が十分に回復していない場合もあります。このため，次のステップが大切となります。

　第3ステップでは，安全で円滑な職場復帰を支援するために，最終的な職場復帰の決定の前段階として，職場復帰の可否判断のための情報収集と職場復帰支援プランの作成を行います。情報収集においては，労働者の職場復帰の意思の確認が最初のステップとなりますので，診断書と合わせて労働者からの復職願の提出などをルール化することも一案です。主治医からの診断書で不十分な場合は，産業医等が主治医から情報や意見を収集します。このとき，主治医は患者である労働者に対して守秘義務を負っていますので，主治医からの情報提供に関しては労働者の同意を得て進めることが大切です。その上で，労働者のメンタルヘルス不調の状態評価を行います。治療状況や病状の回復具合，睡眠や食欲，生活リズムと活動性等の体調面に加え，基本的な業務遂行能力の評価，就業に対する労働者の考え，家族からの情報等を必要や状況に応じて収集します。また，体調面以外にも就業面においては，職場環境の評価として，職務や職場との適合性，職場での支援や受け入れ可能性，対人関係等の状況など復帰に影響する要因について改善の可能性を検討しておきます。その他にも，必要に応じて，本人の行動特性や家族状況，治療上の問題点等を把握して検討します。これらをもとに産業医等による職場復帰の可否の判断を行います。

　復帰可能と判断された場合は職場復帰支援プランの作成を同時に進め，不可と判断された場合は，主治医への連絡とフォローを依頼することになります。職場復帰支援プランでは，職場の準備状況により復帰日を決め，業務内容，業務量，残業・休日出勤や出張の可否等の具体的内容，および配置転換や異動，勤務制度変更等の必要性を決めます。産業医等には医学的見地から上記に対する事業者への安全配慮義務上の助言，管理監督者への職場復帰支援への意見をもらうとともに，復帰後の定期的なフォロー面談等のフォローアップの方法や職場からの情報の共有を行います。この段階では，長期の休業や休業を繰り返

した場合，復帰に不安がある労働者が希望する場合等は，試し出勤制度を導入したり，事業場外の専門機関（リワークなど）を活用したりすることも一案です。また，復帰・復職時は原則としてもとの職場への復帰が優先されます。これは復職のタイミングで職場環境，対人関係，業務内容が大きく変化することは復職における大きな壁となりうるからです。ただし，メンタルヘルス不調に至る背景が職場の対人関係や業務内容に大きな問題があり，改善の見込みがないなどの場合は，職場側の状況も考慮しつつ，異動をさせるかどうか，事業者が慎重に判断します。

　第4ステップでは，前段階までで整理した状況をもとに，事業者による最終的な職場復帰の決定をします。会社によっては復職判定委員会という形で，人事・職場・健康管理部門で構成された会議で決定することもあります。労働者の体調が安定しているかの確認，産業医等による医学的な見地からの職場復帰の意見書の作成，復帰先職場や業務内容，段階的な配慮等の就業面における事業者の判断，主治医への職場復帰に関する情報提供を行います。主治医への情報提供は労働者から口頭で伝えることもありますが，手引きには様式が示されていますので，これも活用しましょう。

　ここまで進むと，いよいよ職場復帰となりますが，それで完了ではありません。

　第5ステップでは，職場復帰後のフォローアップとして，体調面の確認，就業面の確認を行い，必要に応じて，体調面の問題であれば主治医と連携し，就業面の問題であれば職場での配慮も検討して，職場復帰プランを柔軟に見直しながら対応していきます。

(1) 復職可否の判断

　一定期間の休業をした場合，復帰のときには復職の可否を判断するために，産業医または事業場をよく知る医師が面談を行います。その前提となるのは，主治医による復帰可能の診断書の発行です。休業期間中は定期的に主治医を受診して治療経過を診てもらっていますので，体調が回復し，就業という社会生活に復帰する準備が体調面で整っていることがひとつのスタートラインとなります。スタートラインということは，診断書発行がすなわち復職開始ということではなく，復職支援のスタートであるということを意味します。このことは

主治医の役割と産業医の役割の違いからもわかります。主治医の役割は診断と治療にあり，その延長に就業という社会生活への再適応があります。一方，産業医の役割はその事業場での就業規則等のルールや職場の状況，労働者本人の業務内容や働き方を踏まえて，復帰の判断と支援を行うことにあります。復職の際には，定時勤務可能であることが前提というルールがある会社もあれば，半日勤務からの段階的復帰が可能なルールがある会社もあります。半日勤務からの段階的復帰についても，就業として業務を始める場合と，あくまで休業中の慣らし訓練を（業務は行わない前提で）始める場合があります。いずれにしても，その会社，事業場の基本ルールに則り，進めていくことになります。

このように，復職可否の医学的判断は，主治医の出社可能の診断書発行に基づき，産業医等の面談により判断されます。産業医等の復帰可否の面談の結果は，復職可否に関する意見書とすることが一般的です。次に，これに基づき，会社として復職可否の労務的判断を行うことになります。大規模事業場等の会社によっては，この労務的判断を，人事，職場，産業医等の関係者が集まり，復職判定委員会という会議形式で決定する場合もあります。この際，産業医等による復職可否に関する意見書には，事業場の就業ルールに基づき，残業の可否，業務負担に関する注意，段階的な業務負荷，出張や休日出勤に関する制限等の就業上の配慮事項が合わせて記載されます。

この復職可否判断において，心理職等の産業保健スタッフの役割は，主治医の見解，本人の状況把握と振り返り，職場の意向等の情報を整理することにあります。特に，中小規模の事業場では嘱託の産業医や医師が来社できる日時が限られていることが多く，産業医や医師の面談時に，それらの情報が一定程度整理されていることは非常に有用です。また，同時に，復職支援としての心理職面談のスタートともなります。

（2）職場復帰支援プラン

職場復帰にあたり，段階的な復帰により円滑な復帰を目指すために計画するのが，職場復帰支援プランです。一定期間の休業を続けていた労働者がいきなり復帰して以前と同じようにフル稼働で業務を行うのは困難を伴うことがあり，再休業のリスクも高まります。このため，職場復帰支援プランを作成し，職場，人事とも協議して，復帰当初の時期に実施します【参照 コラム10】。一例として，

標準的な復帰プランでは，最初の１カ月のうち１〜２週目を午前中の半日勤務，３週目を午後３時までの６時間勤務，４週目を８時間の定時勤務としてプランを作成します。２カ月目以降は定時勤務を１カ月など一定期間継続して，その後段階的に残業の可否を判断していきます。これを基本の原則運用としておき，個々のケースにより，弾力運用をどの範囲で行うかを事前に決めておきます。例えば，復帰１カ月目の軽減勤務中にメンタルヘルス不調の波の影響で遅刻や突発的な休みが発生する場合には，弾力運用として軽減勤務期間を延長したり，途中で職場復帰支援プランを中断したりすることがあります。延長する場合にはどの程度まで延長が可能なのか，また途中で中断する場合にはどの程度休みや遅刻が発生したら中断するのか，を事前に決めておくことが望ましいといえます。また，プログラム中に週１回程度，職場の管理職と労働者本人が面談を行い，経過や問題点を整理しておくことは有用です。

（3）復職後のフォローアップ

　復職支援では，復帰後のフォローをいつまで行うかという問題があります。復帰支援の目的は，復帰したときがゴールなのではなくスタートといえます。そして，ゴールは，労働者自身が自律的に治療と仕事の両立を安定して遂行できるところになります。抑うつ状態やうつ病といったメンタルヘルス不調の７〜８割を占める気分障害では，多くの場合，ゴールに到達してフォローアップ面談を終了することができます。終了するケースにおいては，おおむね半年を目安に就業制限を解除または緩和し，その後は必要なときに随時面談する対応に切り替えることが現実的です。その場合は，労働者本人だけでなく，職場の管理職や人事にも労務管理上の注意点や事例性の着目点について認識を合わせておきましょう。また，休復職を繰り返すケースや自殺企図がみられたケース，アルコール依存などのケースでは，１年間やそれ以上の長期にわたるフォローアップを行うケースもあります。この場合も，ケースにもよりますが，面談間隔は徐々に拡げていきます。一方で，統合失調症や発達障害等の病態により期限を区切らずにその後も面談を継続していくケースもあります。

◉**文献**

秋山剛，岡崎渉，大塚大（2004）総合病院における職場復帰援助プログラム．現代の
　　エスプリ 別冊こころの病からの職場復帰（島悟編）；7208-7221．

五十嵐良雄（2010）精神科医療機関におけるうつ病・不安障害で休職する患者の実態
　　とリハビリテーションのニーズに関する調査研究および復職支援ガイドブックの
　　作成事業報告書．日精診ジャーナル 188；158-166．

厚生労働省（2009）心の健康問題により休業した労働者の職場復帰支援の手引き（平
　　成21年3月23日付改訂，基安労発第0323001号）．

厚生労働省（2018）平成29年 労働安全衛生調査（実態調査）結果の概況．（https://
　　www.mhlw.go.jp/toukei/list/h29-46-50b.html ［2021年4月26日閲覧]）

小山文彦（2019）職場復帰とリワークプログラム．精神科治療学 34；87-93．

職場復帰支援プランの作成例

　メンタルヘルス不調による長期休養からの職場復帰事例では，職場復帰時に「職場復帰支援プラン」を作成するとよいでしょう。次ページの図は某事業場で使用している「職場復帰支援プランシート」のサンプル事例です。職場復帰においては，本人，職場，人事，主治医，産業医，看護職，心理職とさまざまな役割における情報の連携が大切です。このようなシートを作成して関係各部署で共有することにより，長期休養からの職場復帰のプロセスを確認することができ，それぞれの役割を明確にすることができます。

　本サンプル事例のような復職支援の現場では，(1)〜(8)の各情報を収集・整理して，復職支援のプロセスを進めていきます。各事業者により就業規則や復職支援の制度が異なります。「職場復帰支援プランシート」をもとに関係者により復職判定委員会を実施する場合，「職場復帰支援プランシート」に健康管理部門，職場の管理監督者，担当人事の承認プロセスを組み込んで復職支援を進める場合等があります。また，復職支援プランにおける短時間勤務（定時勤務に達しない午前の半日勤務など）期間中の労務管理上の取り扱いを制度として明確にしておく必要があるでしょう。休職からの復職時においては，休職中に職場復帰支援プランを実施する場合もあり，その場合はプラン実施中に原則として業務そのものを実施することができないため，業務再開のための準備として自己学習などを行うこともあります。

職場復帰支援プラン

初回作成日　令和 3年 8月 16日　　変更日　令和　年　月　日　　変更日（2回目）令和　年　月　日

対象者：〇〇　△△

生年月日：昭和 60年 6月 18日　　所属：〇〇

担当人事：◇◇　△△　　管理監督者：□□　〇〇　　産業医・看護職・福祉士・心理職　〇〇　△△　□□

職務を離れていた期間　令和 3年 6月 3日 ～ 令和 3年 8月 17日（約 2.5カ月）

(1) 職場復帰日	令和 3年 8月 18日（木）
(2) 復帰する職場	従前業務（担当業務の量と範囲は段階的に調整）　　（配置転換・異動）　あり・（なし）
(3) 主治医診断書	①当面、残業業務を避けること を要する。②定期的な通院への配慮をお願いしたい。
(4) 産業医の意見	①就業上の配慮事項は（5）を参照のこと。遅刻や急な休みが発生する場合は必要時面談、主治医とも体調確認をした上で、プラン実施について検討を行う。
(5) 就業上の配慮	①超過勤務の制限（　あり・（なし）　：当面残業は禁止）　超過勤務の禁止（　（あり）・なし　） ②勤務時間の短縮などの就業制限 ③治療のための休暇取得等）（定期受診中　（2週に1回）週に1回　） ④人事労務管理等の対応等：外出・出張・休日出勤は避ける。 ⑤その他注意すべき事項：他部門との調整業務についてはサポート人員を入れる。
(6) 職場復帰支援プラン	【1週目】8月18日（水）～8月24日（火）9：00～12：00　3時間00分 【2週目】8月25日（水）～8月3日（火）9：00～12：00　3時間00分 【3週目】9月1日（水）～9月7日（火）9：00～15：00　5時間00分（休憩時間12：00～13：00） 【4週目】9月8日（水）～9月14日（火）9：00～17：45　7時間45分（休憩時間12：00～13：00） 【産業医の面談日（予定含む）】8月16日（月）、次回：9月13日（月） ※勤務時間の短縮については、過度に長期にならないよう概ね1カ月（3カ月を上限）目安とする。
(7) フォローアップなど	①管理監督者は、毎日の出勤状況、業務遂行状況等を確認する。（2）管理監督者は、1週間に1回、担当人事へ報告を行う。（3）管理監督者は、必要に応じて、受入職場の社員に対して、職場復帰支援の趣旨及び内容等を周知する。（4）管理監督者は、職場復帰支援の趣旨及び内容等を周知する。（5）本人は、管理監督者等の関係者への相談を随時行い、担当人事、状況に変化を感じた場合は、速やかに担当人事への連絡を受ける。（6）その他については、関係各部署と協議の上、検討をする。主治医、産業医等の支援を受ける。
(8) 実績について	

図　職場復帰支援プランシート（サンプル）

5. 過重労働者・長時間労働者への対応

◢ 長時間労働と健康障害

　長時間労働は，労働負荷，精神的負担を大きくするだけでなく，適切な睡眠と休養，余暇の不足を引き起こして，疲労を蓄積させる原因です。長時間労働と強く関連する健康障害である脳・心臓疾患（過労死：karoshi）と精神障害，自殺は，深刻な社会問題になっています。過労をもたらす他の健康障害としては，腰痛，消化器系の障害（胃十二指腸潰瘍，過敏性大腸炎），月経関連障害などがあり，事故やケガの一因となる場合もあります。図9で示すように，時間外労働時間が長くなるほど健康障害のリスクは高まり，特に月間100時間または2〜6カ月平均で月間80時間を超えるとハイリスクとなります。

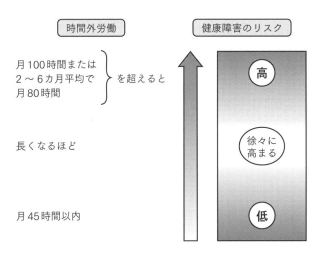

図9　時間外労働と健康障害リスクの関係（厚生労働省，2015）

◢ 長時間労働者・高ストレス者への面接指導

　労働安全衛生法では，医師による面接指導を2つ規定しています。それは，①長時間労働者（時間外・休日労働時間が月間100時間以上の者で疲労の蓄積が

□：面接指導を行う医師が関与する部分

〈長時間労働者の場合〉

長時間労働者からの面接指導の申出

↓

面接指導の実施

- **勤務の状況**（労働時間，労働時間以外の要因）の確認
- **疲労の蓄積の状況**の確認
- **その他の心身の状況**（心身の健康状況，生活状況等）の確認
- 総合評価，労働者への指導

↓

事業者への意見具申

- 面接指導結果報告書の作成
- 就業上の措置に係る意見書の作成

↓

事業者による就業上の措置の実施

〈高ストレス者の場合〉

労働者がストレスチェックを受検

↓

労働者への結果通知

↓

高ストレス者からの面接指導の申出

↓

面接指導の実施

- **勤務の状況**（労働時間，労働時間以外の要因）の確認
- **心理的な負担（ストレス）の状況**の確認
- **その他の心身の状況**（心身の健康状況，生活状況等）の確認
- 総合評価，労働者への指導

↓

事業者への意見具申

- 面接指導結果報告書の作成
- 就業上の措置に係る意見書の作成

↓

事業者による就業上の措置の実施

図10　医師による面接指導の流れ（厚生労働省，2015）

認められる者）を対象とする面接指導と，②高ストレス者（ストレスチェックの結果，高ストレスであり，面接指導が必要であるとストレスチェック実施者が判断した者）を対象とした面接指導です（図10）。これらの面接指導は，過労による脳・心臓疾患やメンタルヘルス不調の未然防止を目的とし，産業医等が，対象労働者への指導のみならず，事業者が就業上の措置を適切に講じることができるように医学的意見を述べるものです。また，面接指導から得られた情報を基にした職場環境改善に向けた意見も重要となります。

❸ 脳・心臓疾患の労災認定

　2020（令和2）年度における脳・心臓疾患の労災請求件数は784件で，前年度比152件の減少となり，労災支給決定（認定）件数は194件（うち死亡67件）で，前年度比19件の減少となっています。これを業種別（大分類）でみると，労災請求件数は「運輸業，郵便業」158件（20.2％），「卸売業，小売業」111件（14.2％），「建設業」108件（13.8％）の順で多く，労災支給決定（認定）件数は「運輸業，郵便業」58件（29.9％），「卸売業，小売業」38件（19.6％），「建設業」27件（13.9％）の順に多くなっており，前年度に引き続き，労災請求件数，労災支給決定（認定）件数ともに「運輸業，郵便業」が最多となっています（厚生労働省，2021）。

❹ 精神障害にかかる労災認定

　精神障害は，外部からのストレス（仕事によるストレスや私生活でのストレス）とそのストレスへの個人の対応力の強さとの関係で発病に至ると考えられています。発病した精神障害が労災認定されるのは，その発病が仕事による強いストレスによるものと判断できる場合に限ります。仕事によるストレス（業務による心理的負荷）が強かった場合でも，同時に私生活でのストレス（業務以外の心理的負荷）が強かったり，その人の既往症やアルコール依存など（個体側要因）が関係している場合には，どれが発病の原因なのかを医学的に慎重に判断しなければなりません（図11，表8）。

　労災認定における「業務による強い心理的負荷が認められる」とは，業務による具体的な出来事があり，その出来事とその後の状況が，労働者に強い心理的負荷を与えたことをいいます（表9）。心理的負荷の強度は，精神障害を発病した労働者がその出来事とその後の状況を主観的にどう受け止めたかではなく，同種の労働者が一般的にどう受け止めるかという観点から評価します。「同種の労働者」とは職種，職場における立場や職責，年齢，経験などが類似する人をいいます。

　また，認定基準の対象となる精神障害は，国際疾病分類（ICD-10）第5章「精神および行動の障害」に分類される精神障害であって，認知症や頭部外傷など

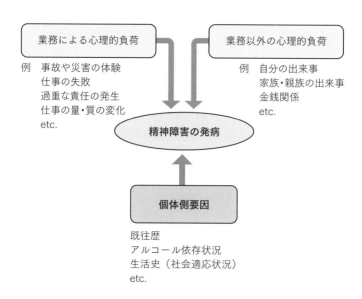

図11　精神障害はさまざまな要因で発病する（厚生労働省，n.d.）

表8　精神障害の労災認定要件

①認定基準の対象となる精神障害を発病

②認定基準の対象となる精神障害の発病前おおむね6カ月の間に，業務による強い心理的負荷が認められること

③業務以外の心理的負荷や個体側要因により発病したとは認められないこと

表9　業務による強い心理的負荷と認められる特別な出来事

心理的負荷が極度のもの（例）

• 生死にかかわる病気やケガ

• 業務に関連し，他人を死亡，または生死に関わる重大なケガを負わせた

• 強姦や本人の意思を抑圧して行われたわいせつ行為

• その他・心理的負荷が極度と認められるもの

極度の長時間労働（例）

• 発病直前の1カ月におおむね160時間以上の時間外労働

• 発病直前の3週間におおむね120時間以上の時間外労働

による障害（F0）およびアルコールや薬物による障害（F1）は除きます。業務に関連して発病する可能性のある精神障害の代表的なものは，うつ病（F3）や急性ストレス反応（F4）などです。

　業務による心理的負荷および業務以外の心理的負荷については，巻末に掲載の「別表1」【参照 巻末付録】により，労災認定に係る精神部会（地方労災医員）等において判定していきます。ちなみに，改正労働施策総合推進法（通称：パワハラ防止法）を踏まえ，「別表1」ではパワーハラスメントも業務による心理的負荷として評価されるようになりました。

5 精神障害の労災認定の現状

　業務における強い心理的負荷による精神障害を発病したとする労災請求件数は，増加傾向にあり，2020（令和2）年度は2,051件で前年度比9件の減少となっています。労災支給決定（認定）件数は608件（うち未遂を含む自殺81件）で前年度比99件の増加となっており，2012（平成24）年度以降，依然500件前後で推移しています（図12）。

　これを業種別（大分類）でみると，労災請求件数は「医療，福祉」488件

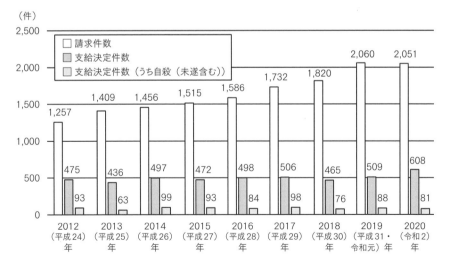

図12　精神障害に係る労災請求・認定件数（厚生労働省，2021）

（23.8％），「製造業」326件（15.9％），「卸売業，小売業」282件（13.7％）の順に多く，労災支給決定件数は「医療，福祉」148件（24.3％），「製造業」100件（16.4％），「卸売業，小売業」と「運輸業，郵便業」が63件（10.4％）の順に多いのが現状です（厚生労働省，2021）。

◉ 文献

厚生労働省（2021）令和2年度「過労死等の労災補償状況」を公表します．(https://www.mhlw.go.jp/stf/newpage_19299.html［2021年9月24日閲覧］)

厚生労働省（n.d.）精神障害の労災認定（令和2年9月改訂版）．(https://www.mhlw.go.jp/bunya/roudoukijun/rousaihoken04/120427.html［2121年8月16日閲覧］)

厚生労働省労働基準局安全衛生部労働衛生課産業保健支援室（2015）長時間労働者，高ストレス者の面接指導に関する報告書・意見書作成マニュアル．(https://www.mhlw.go.jp/bunya/roudoukijun/anzeneisei12/dl/151124-01.pdf［2021年8月16日閲覧］)。

6. もしもハラスメントが発生したら……

　産業心理職として入職すると，ハラスメントに関する問題を担当する場面も少なくありません。ここで理解を深めておきましょう。

1 職場のパワーハラスメントの概要

　これまで職場におけるパワーハラスメント（以下，パワハラ）に関する直接的な法規制はなく，その対応は企業の自主性に任されていました。しかし，職場におけるパワーハラスメントの防止措置実施を企業に義務付ける「改正労働施策総合推進法」（以下，パワハラ防止法）が2020年6月に施行されました（中小企業は2022年3月末までは努力義務となっています）。

```
【労働施策総合推進法 第30条（抄）】
職場において行われる
(1) 優越的な関係を背景とした言動であって，
(2) 業務上必要かつ相当な範囲を超えたものによりその雇用する
(3) 労働者の就業環境が害されること
```

　「事業主が職場における優越的な関係を背景とした言動に起因する問題に関して雇用管理上講ずべき措置等についての指針（令和2年1月15日厚生労働省告示第5号）」（以下，パワハラ防止指針）では，上記の（1）～（3）までのすべての要素を含むものがパワハラと示しています（表10）。

　「職場」とは，事業主が雇用する労働者が業務を遂行する場所を指すとされ，セクシュアルハラスメントと同様，必ずしも通常業務を行っている場所に限られません。

　職場におけるパワハラの状況はさまざまですが，厚生労働省では典型的な言動の類型として，①身体的な攻撃，②精神的な攻撃，③人間関係からの切り離

表10　パワハラの要素とその例

	パワハラの要素	当てはまる行為の主な例（パワハラ防止指針より）
1	優越的な関係を背景とした言動	職務上の地位が上の人／同僚または部下であっても，必要な知識や豊富な経験があり，その人の協力を得なければ仕事を行うことが困難であるケースや，集団による行為で，これに抵抗または拒絶することが困難であるもの／（≒逆らえない関係）
2	業務上必要かつ相当な範囲を超えた言動	業務上明らかに必要のない言動や業務の目的を大きく逸脱した言動／業務を遂行するための手段として不適当な行為／回数，行為者の人数等，その態様や手段が常識的に考えて許容される範囲を超える言動／（≒業務上不要な行為。業務上必要だったとしても，手段が不当な行為）
3	労働者の就業環境を害すること	暴力により傷害を負わせる行為／人格を否定する行為／大声で怒鳴ったり，厳しい叱責を意味なく執拗に繰り返す行為／長期にわたる無視や能力に見合わない仕事の付与等により，働く気をなくさせる行為／（≒原則平均的な労働者の感じ方を基準とする）

し，④過大な要求，⑤過小な要求，⑥個の侵害の6つを例示しています。いわゆるパワハラの行為6類型と呼ばれるものです（表11）。

　パワハラは業務指導の延長線上にあるため，指導との線引きが難しく，本人は指導のつもりでも受け止め手が「パワハラ」と感じてしまうことも多くあります。パワハラかどうかの判断にあたっては当該行為に及んだ業務上の必要性や，その前後の当事者の言動，また，当事者間の人間関係等も併せて確認する必要があるでしょう。また，指導・叱責の際には「その必要性が明確かつ，本人にそれが伝わっていること」，「欠点をただ指摘するだけでなく，長所を引き上げる努力をすること」，「事後フォローも行い叱責前よりよい状況となるよう努力を行うこと」などに留意するよう促すとよいでしょう。

　心理職は，パワハラ相談窓口として，パワハラ被害者の相談対応に当たることもあるでしょう。相談者が取り乱しているケースもありますが，まずは通常の心理相談と同様にクライエントの話に耳を傾け，冷静さを取り戻せるよう努めます。その後，状況を聞き取り，整理します。場合によっては不安が強く，かなり被害的に物事を捉えているケースもあります。安易に「パワハラ」という言葉を用いず，客観的に事実をまとめることが必要です。心理職として寄り添うか，パワハラの事情聴取にあたるのか，立場を明らかにして対応しましょう。なお，相談者（被害を受けたとされる者）が何を望んでいるのか（どのような処分を望んでいるのか）を明確化しておくことも必要です。

（1）パワハラ防止措置

　厚生労働省はパワハラ防止のため企業に措置義務を定め，下記の3つをパワハラ防止指針に定めました（マタハラ，セクハラはすでに同様の措置義務があり，パワハラはそれに倣った形で規定されました）。

①会社の方針等の明確化およびその周知

　会社のトップが，組織として「職場のパワハラをなくす」という意思を表明し，方針を定めることにより，組織全体で「パワハラを許さない」という環境や社風を醸成することが重要です。

表11　パワハラ6類型（パワハラ防止指針より抜粋，一部変更）

	行為類型	パワハラに該当する例	該当しない例
1	身体的攻撃	殴打，足蹴りを行うことや，物を投げつけること。	誤って物を投げつけるなど，故意でない場合。
2	精神的な攻撃	人格を否定するような発言，必要以上に長時間，他の労働者の面前で威圧的な叱責を繰り返し行うこと。相手の能力を否定するような内容の電子メール等を本人だけでなく複数の労働者宛てに送信すること。	社会的ルールやマナーを欠いた言動・行動が見られ，再三注意してもそれが改善されない労働者に対して強く注意をすること。
3	人間関係からの切り離し	長期間にわたり，別室に隔離したり，自宅研修させたりすることや，集団で無視をし，職場で孤立させること。	育成目的で短期間集中的に個室にて研修等の教育を実施したり，処分を受けた労働者に対し，復帰前に個室で必要な研修を受けさせたりすること。
4	過大な要求	過酷な環境下での長時間の勤務や，勤務に直接関係のない作業を命ずること，到底対応できないレベルの業績目標を課し，達成できなかったことに対し厳しく叱責すること。業務とは関係のない私的な雑用の処理を強制的に行わせること。	労働者を育成するために現状よりも少し高いレベルの業務を任せたり，業務の繁忙期に，業務上の必要性から，当該業務の担当者に通常時よりも一定程度多い業務の処理を任せたりすること。
5	過小な要求	管理職である労働者を退職させるためや嫌がらせのために簡単な業務を行わせること。仕事を与えないこと。	経営上の理由により，一時的に，能力に見合わない簡易な業務に就かせること。
6	個の侵害	労働者を職場外でも継続的に監視したり，私物の写真撮影をしたりすること。労働者の性的指向・性自認や病歴，不妊治療等の機微な個人情報について，当該労働者の了解を得ずに他の労働者に暴露すること。	配慮を目的として，家族の状況等についてヒアリングを行うこと。労働者の了解を得て，当該労働者の性的指向・性自認や病歴，不妊治療等の機微などの個人情報について，必要な範囲で人事労務部門の担当者に伝達し，配慮を促すこと。

②相談（苦情含む）窓口の設置および体制の整備

（パワハラの相談窓口として）被害を受けている労働者の相談対応を行う際には，相談者の心身の状況に配慮しつつ，パワハラがすでに起きている場合だけでなく，その発生の恐れがある場合なども適切に対応を行うことが求められます。

③パワーハラスメントへの迅速な事後対応

パワハラの事実確認が取れないときは，本人の同意を得た上で第三者にもヒアリングを行います。事実確認を迅速に行い，行為者に対する措置を適正に行います。再発防止にも気を付けましょう。

また今回のパワハラ防止法によって「労働者がパワハラの相談を行ったこと又は状況確認に協力したことなどを理由として，事業主は解雇などの不利益な取扱いをしてはならない」と規定されました。（セクハラ，マタハラなどもそれぞれの法律で規定され，労働者が安心してハラスメント相談ができるような配慮がなされました。

職場からハラスメントをなくすためには，従業員それぞれの意識の変化はもちろんのことですが，今後各企業においてどれだけ真摯に措置義務を具体化できるかにかかっています。

心理職の立場からはコミュニケーション研修などを通じて，よいコミュニケーション法を心理教育として行うことも有効でしょう。

2 セクシュアルハラスメント

> **【男女雇用機会均等法 第11条（抄）】**
> 職場において行われる性的な言動に対するその雇用する労働者の対応により当該労働者がその労働条件につき不利益を受け，又は当該性的な言動により当該労働者の就業環境が害されること。

労働者の意に反する労働者の対応（拒否や抵抗）により，その労働者が解雇，降格，減給，労働契約の更新拒否などの不利益を受けることを「対価型セクシュアルハラスメント」，労働者の意に反する性的な言動により労働者の就業環境が

不快なものとなったため，能力の発揮に重大な悪影響が生じるなどの支障が生じることを「環境型セクシュアルハラスメント」といいます。セクシュアルハラスメント（以下，セクハラ）の背景となる「職場」には実際に業務を行っている場所だけでなく，出張先や取引先，勤務時間外の「宴会」「懇親の場」などであっても，実質上職務の延長と考えられるものはその範囲に含まれます。職務の延長かどうかの判断に当たっては，職務との関連性，参加が強制的か任意かなどを考慮して個別に判断を行う必要があります。

　セクハラの例として「性的な内容の発言」は，性的な事実関係を尋ねること，性的な内容の情報（噂）を流布すること，性的な冗談やからかい，食事やデートへの執拗な誘い，個人的な性的体験談を話すことなどがあげられます。「性的な行動」については，性的な関係を強要すること，必要なく身体へ接触すること，わいせつ図画を配布・掲示することなどがあげられます。「これくらいは大丈夫だろう」と勝手に判断することなく，他者理解を深め，想像力を働かせてコミュニケーションを図ることが重要です。なお，職場におけるセクハラは，同性の行為も対象ですし，いわゆるLGBTと称される方の性的指向や性自認に対する性的嫌がらせにも注意が必要です。

❸ そのほかのハラスメント（参考）

- マタニティハラスメント（マタハラ）[1]

　働く女性が妊娠・出産・育児をきっかけに職場の制度を活用する際の妨害や，嫌がらせをすること。「妊婦には仕事を任せることができない」など繰り返し発言されることも含まれる。

- パタニティハラスメント（パタハラ）[1]

　男性社員が育児休業を取得したり，育児支援目的の短時間勤務やフレックス勤務を活用したりすることへの妨害，嫌がらせをすること。

---

[1] マニティハラスメント，パタニティハラスメント，ケアハラスメントを総称して「妊娠・出産・育児休業・介護休業等に関するハラスメント」といいます。男女雇用機会均等法，および育児介護休業法によって，妊娠・出産したことや育児休業等の申請等を理由とした不利益取り扱い（解雇・減給，不当な配置転換）を禁止しています。

- ケアハラスメント（ケアハラ）[1]

　家族の介護を行う労働者に対して制度利用を妨害したり，嫌がらせをしたりすること。

- SOGI（ソジ）ハラ

　「SOGI」とは，好きになる人の性別（Sexual Orientation）と自分の性別の認識（Gender Identity）の英語の頭文字をとった言葉。SOGIに関連して，差別的な言動や嘲笑，いじめや暴力などの精神的・肉体的な嫌がらせが行われること。

- スメルハラスメント（スメハラ）

　体臭や口臭など臭いによって周囲に不快感を与えること。香水の臭いや加齢臭なども対象で，最近相談が増えてきている。

◉文献

厚生労働省（2020）事業主が職場における優越的な関係を背景とした言動に起因する問題に関して雇用管理上講ずべき措置等についての指針（令和2年1月15日厚生労働省告示第5号）.

厚生労働省都道府県労働局雇用環境・均等部（室）（2018）職場におけるセクシュアルハラスメント対策や妊娠・出産・育児休業・介護休業等に関するハラスメント対策は事業主の義務です!!（https://www.mhlw.go.jp/stf/seisakunitsuite/bunya/0000137178.html［2021年9月17日閲覧]）

7. 支援対象はここにも！

　企業活動がグローバル化し，国境を越えた人々の移動が活発になるに従い，職場を構成する従業員は多様となり，心理職としての支援対象は広がりをみせています。外国人労働では，すでに約150万人の外国人労働者が日本国内で就労しています。また，日本人労働者の中には，海外駐在という形で，海外現地に長期間赴任する従業員とその家族も増えています。さらに国内においても，職場では従業員本人のメンタルヘルスの相談だけでなく，従業員の家族の相談を受けることもあります。

■1 外国人労働者のメンタルヘルス

　2018年10月時点で，在留資格を持ち国内で働く外国人労働者数は約146万人であり，前年比で約15％増加しています。このうち，永住資格を持つ者や日系人の在留では，中国，韓国等の東アジア，ブラジル，ペルー等の南米からが多く，約50万人が働いています。次に技能実習生では，中国，ベトナム，フィリピン等が多く，約25万人が働いており，比較的若い人が多いことが特徴です。他にも，留学生として来日して限定的に就労している人が約30万人とされています。業種別には，宿泊業，飲食業，製造業では外国人労働者比率が比較的高いこと，近年は建設業，農業での外国人労働者数の増加が指摘されています。また，今後も，人手不足の分野でもある介護・飲食・建設・ビルクリーニング等の特定技能分野で，外国人労働者の受け入れが急激に増加していくことが見込まれています。

　このような中，言葉や習慣の問題，日本社会や職場の風土への不適応，母国や家族からの距離感やそれによる周囲からの疎外感などから，メンタルヘルス不調に陥る人や相談対応を必要とする人が出ています。しかし，実際のところ，どこに相談すればよいのか，困ったときにどうしたらよいのか，という基本的なところでつまずくことも多く，最近は各自治体やNPOなどでも在留外国人の支援を行うことが増えてきました。外国人観光客の増加もあり，観光庁が外国人向けの医療機関紹介ページを立ちあげていますし，自治体によっては外国語対応の医療機関の案内がされるようになっています。また，以前より，家族や友人はもちろんのこと，母国や出身地が近い人で週末等に定期的に集まる場があることや交流する機会を持つことは，サポート・ネットワークとして疎外感や孤立感の緩和に役立つことが指摘されています。最近では，特にSNS（スマホなどを利用したソーシャル・ネットワーキング・サービス）を通じてやりとりしたり，母国の友人や離れている家族とネットでのビデオ通話等で対話したりするような形も広がり，交流や支え合いの手段も多様化しています。

　メンタルヘルスの問題としては，まずは日本語がわからない，うまく対話できない場合には，その点が大きな壁となります。外国人労働者にとっては日本語の習得はなかなか困難な場合がありますし，心理職にとっても外国人労働者の母国語を理解することは大変です。言葉の壁の背景には文化的な違いもあり

表12　外国人支援に関する情報

①医療機関・受診の仕方の案内
　観光庁：具合が悪くなったとき（https://www.jnto.go.jp/emergency/jpn/mi_guide.html）
　＊本来ツーリスト向けですが外国人対応の医療機関リストがあります。
②電話医療通訳／電話医療相談：8カ国語に対応
　NPO法人AMDA国際医療情報センター（https://www.amdamedicalcenter.com/）
　＊2021年4月1日より，Zoomを使用した遠隔通訳も対応しています（要予約）。

ますから，その点でもコミュニケーションが難しい面があります。最近は，簡易的に翻訳や通訳をしてくれるアプリやツールが多く出ており，医療現場でも簡易的なやりとりに使われることがあります。また，やさしい日本語を双方が使うことも有用ですが，相談内容によってはなかなか十分な共通理解に至らず，互いに伝えたつもり，理解したつもりになってしまうこともあります。「わかった」と答えたときに，必ずしも内容が適切に伝わっているとは限らない，という問題が生じることがあるわけです。

　さらに，相談や面接の結果，医療機関での受診を勧める場合，受診を希望した場合の対応にも言葉の問題などに注意し，地域で対応できる医療機関をなるべく事前に把握しておくことは大切です。最近は，受診時の医療通訳サービスに対応している医療機関や地域等も徐々に広がりを見せています。NPO法人AMDA国際医療情報センターでは，外国人や医療機関向けに，医療機関受診時の電話医療通訳サービスを無料で提供しており，遠隔地からでも対応でき，各種書式もダウンロードすることができます。このサービスでは，医療機関からの依頼により，英語・中国語・韓国語・タイ語・スペイン語・ポルトガル語・フィリピン語・ベトナム語の医療通訳に対応しています（表12）。

❷ 海外赴任者のメンタルヘルス

　近年はグローバル化の著しい進展に伴い，海外に居住する邦人や仕事で現地に赴く会社や労働者が増加傾向にあります。日本からの輸出主体だった時代から，海外の市場に近い現地生産の増加や現地から日本への輸入の増加，労働コ

表13　海外赴任に関する情報

外務省：世界の医療事情（海外の国別医療事情と都市別医療機関情報） https://www.mofa.go.jp/mofaj/toko/medi/index.html
日本海外渡航医学会：国内のトラベルクリニック情報 https://plaza.umin.ac.jp/jstah/index2.html

ストや為替の影響などを受けて，事業場の海外展開を行う企業数は増加しています。特に大企業が海外で新たな地域に進出すると，取引先などの関連産業も含めて，中小規模の事業場からも多くの海外派遣の労働者が現地に赴任する状況があります。外務省の海外在留邦人数調査統計によると，海外に進出している日系企業の総拠点数は約8万に迫る規模であり，増加基調が続いています。このうち，地域別ではアジアが7割弱を占め，北米と西欧がそれぞれ1～2割程度となります。仕事で現地に赴く労働者の増加とともに，海外に長期滞在する邦人数も増加基調にあり，2018年時点で永住予定を含めて約139万人の邦人が海外に長期在住・滞在をしています。そのうち約45万人が民間企業からの海外赴任の労働者とされています（外務省，2019）。

　海外赴任の労働者は，海外赴任に伴う生活環境の変化，業務内容や組織の状況などの就労状況の変化から，ストレスを強く感じる場合があり，赴任中に赴任者本人や帯同する家族に心身の健康問題が生じ，なかには企業活動に影響が出る事例も見られています。また，現地での業務の多忙さ，医療機関の信頼性や受診時の言葉の壁，受診システムの違いなどにより，海外赴任の労働者に健康問題，特にメンタルヘルス不調が生じたとき，現地での受診に困難を感じる部分があり，結果として対応が遅れがちになる傾向が指摘されています。最近は通信環境の発展により，日本と現地でネットによるビデオ面談やTV会議システムによる面談，あるいは電話面談を実施するケースも見られています。

　海外赴任により生活環境や就労環境が大きく変化して，海外赴任の労働者とその家族にはストレスがかかります。特に海外赴任から最初の1年間はさまざまな環境変化に適応を余儀なくされ，慣れるまでの期間に個人差があることもあり，メンタルヘルス不調に陥るリスクが高い期間とされています。赴任中に顕在化するメンタルヘルス不調の約8割は最初の1年間にあるとも言われます

ので要注意です。これには，海外赴任中は職場内で相談する人が少なくなり職場内での支援が手薄になる場合，単身赴任によって家族の支援が得られにくくなる場合，海外赴任先の現地雇用の社員との人間関係に苦労する場合，海外赴任により日本とは異なる慣れない業務内容や上位の職位となる場合，業務で使う現地の言葉（コミュニケーション）に苦労する場合，帯同した家族の不適応により赴任者本人が支援に回る場合，現地の業務に関して日本からの指示と現地の方針が対立してしまう場合，現地の治安状況により日常生活に制約が生じる場合など，さまざまなストレス要因や背景が指摘されています。このため企業によっては，日本から人事総務担当者や産業医などの医師，保健師，心理職が現地巡回を行ったり，あるいは遠隔地であってもTV電話やメール等で国内の健康管理部門の医療職が相談対応をしたりする場合などがあります。実際の相談対応においては，現地での受診が言葉の問題で難しいことや相談タイミングが国内よりも遅れることが多く，帰国の相談であったり，結果として予定より早期の帰任になったりすることもあります（表13）。

❸ 従業員の家族のメンタルヘルス

　国内に勤務する従業員の相談対応や職場復帰を心理面から支援することが産業保健現場における心理職の主要な役割ですが，特に相談対応においては非常に幅広い相談ケースがあり，相談の中には相談者である労働者本人ではなく，その家族のメンタルヘルスに関する相談もあります。原則論からは，職場内におけるこころの相談の対象は従業員である労働者本人に限るとも言えますが，実際に困っているのは相談者である労働者でもあるので，できる範囲で相談対応をすることになります。「できる範囲で」というのは，多くの場合，相談内容の対象であるご家族自身が事業場に直接来社して面接することは難しく，その場合は，労働者本人の話からその対応についてアドバイスをするということを意味します。シンプルな質問で回答しやすい場合はよいのですが，伝聞ではなかなか対応が難しい場合はリスクを大きめに見積もり，より安全な対応をアドバイスすることが基本となります。また，企業により，健康管理部門や心理職が健康保険組合に所属している場合には，被保険者である労働者本人やその扶養家族であるご家族に対しても，相談対応を積極的に行うこともあります。

従業員である労働者本人は職場でのストレスや対人関係，自身のメンタルヘルス不調などの悩みから相談を依頼することが多くあります。しかし，メンタルヘルス不調の背景要因や修飾要因は職場の中だけにある訳ではありません。日々を生きる中で，職場や仕事の悩みは大きいものがありますが，同様に家庭で過ごす時間や関係性も重要であり，家族との関係，家族の健康，子どもとの関係や教育等が，労働者本人のメンタルヘルスの状態に影響を及ぼし，どのように対応したらよいのか，と相談にくるケースも少なくありません。職場の上司もメンタルヘルスが気になる部下の対応について相談に来ることがありますが，家族に関する相談はより本人と近い関係性であるだけに，職場の医療職に相談するのはなかなか敷居が高い面もあるようです。その一方で，別の面接のときに，ぽろりと家族についての相談になっていく場面もたびたび経験することがあります。産業保健現場の心理職としても，相談があったときには，ぜひ間口を広げるつもりで，困っている部分に焦点をあて，解決への一助となるようなアドバイスをしていきたいものです。

◉文献

外務省（2019）海外在留邦人数調査統計 令和元年版（平成30年（2018年）10月1日現在）.

8.　障害者雇用において心理職ができること

　産業保健スタッフは，障害を持つ従業員の支援も人事担当者等と連携して進めていきます。身体・知的・精神いずれの障害を持つ従業員には何らかの疾患による「生きづらさ」を抱えていることを配慮し，心理面の支持的視点を持つことが大切です。

　社会福祉分野においては，身体障害者，知的障害者，精神障害者等といった障害ごとに法律が制定されていた時代は過去の話となっていますが，いわゆる3障害と言われる身体・知的・精神の各障害が制度的に縦割りで運用されていた時代を知ることで，現在の障害者雇用における，各障害への理解を深めることになります。また，成人（18歳以上）を対象にした「障害者」と，障害のあ

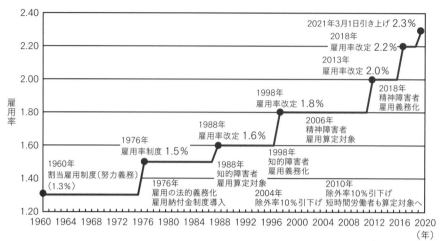

図13　障害者法定雇用率の変遷（高齢・障害・求職者雇用支援機構, 2021）

る児童「障害児」への支援も制度として，包括されてきています。2016年に改正された「障害者の雇用の促進等に関する法律」（障害者雇用促進法）では，従業員が一定数以上の規模の事業主に，従業員に占める身体障害者・知的障害者・精神障害者の割合を「法定雇用率」以上にすること（障害者雇用促進法43条第1項）が義務付けられました。このとき初めて精神障害者も法定雇用率に含まれることになったのですが，身体障害者の雇用率制度が導入・義務化されたのは1976年ですから，同じ障害でも，両者の雇用の歴史は40年もの差があります（図13）。

　民間企業の障害者の法定雇用率は2021年3月から2.3％に引き上げられました。これにより，従業員を43.5人以上雇用している企業は，障害者を1人以上雇用しなければなりませんので，中小企業も含めて，障害者を受け入れ一緒に働く「職場環境」を整える必要が出てきました。

　障害者雇用率の算定対象になるのは「身体障害者手帳を保有する身体障害者」，「療育手帳を保有している・または判定機関の判定書を保有する知的障害者」，「精神障害者保健福祉手帳を保有する人のうち症状が安定し，就労が可能な状態にある精神障害者」になります。そのため，障害はあるが障害者手帳を取れる程ではない場合，または難病でも障害者手帳を取ることができない場合

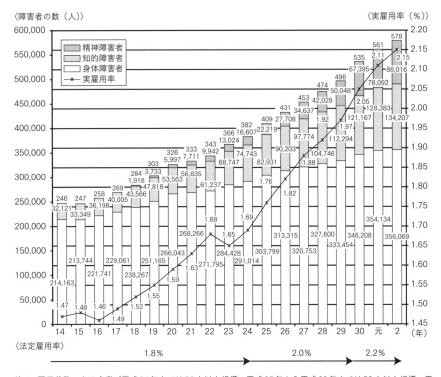

〈障害者の数（人）〉　　　　　　　　　　　　　　　　　　〈実雇用率（%）〉

凡例：
- 精神障害者
- 知的障害者
- 身体障害者
- 実雇用率

〈法定雇用率〉　　1.8%　　　　　　2.0%　　　　2.2%

注1：雇用義務のある企業（平成24年までは56人以上規模，平成25年から平成29年までは50人以上規模，平成30年以降は45.5人以上規模の企業）についての集計である。
注2：「障碍者の数」とは，各年における障害者雇用者数のカウント方法に則った人数の合計数である。
注3：法定雇用率は平成24年までは1.8%，平成25年4月から平成29年までは2.0%，平成30年4月以降は2.2%となっている。

図14　実雇用率と雇用されている障害者の数の推移（厚生労働省，2021）

などは算定の対象にならないのが現状です。なお，重度身体障害者または重度知的障害者を雇用する場合，1人をもって2人を雇用したものとみなす，いわゆるダブルカウントと呼ばれる特例措置があります。

　近年は，障害者を雇用する環境が促進されてきているため，障害者に特化して産業保健活動に従事する場合や，一般の従業員と同じように，障害者の健康管理に携わるなどの場面が増えてきました。図14を見ると，実雇用率の増加に伴い，雇用されている障害者も増えていることがわかりますが，なかでも精神障害者の増加が著しいことがよくわかります（厚生労働省，2021）。

表14　各障害者の平均勤続年数（2018年6月現在）

身体障害者	10年2カ月
知的障害	7年5カ月
精神障害	3年2カ月

　しかし，精神障害者の勤続年数は身体・知的障害者と比較するとはるかに短い傾向があります（表14）。独立行政法人高齢・障害・求職者雇用支援機構障害者職業総合センターでの調査研究（2017）では，一般企業への就職後1年時点の障害別の定着率は，身体障害者：60.8％，知的障害者：68.0％，精神障害者：49.3％，発達障害者：71.5％となっており，障害別により定着率に差があることがわかります。また求人種類別に就職後1年時点の定着率をみると，障害者求人では70.4％に対して，一般求人障害開示では49.9％，一般求人障害非開示では30.8％と定着率が下がっていくため，障害別でもっとも定着率が低かった精神障害者の場合においては，障害者求人で就職することによって，短期的な定着のみならず長期的な定着においても定着の促進が示唆される結果を示しています。

　このように，障害者雇用の制度を踏まえて，企業の採用計画や，合理的配慮，職場への定着についても，心理職として，アセスメントや心理的支援をしていくことが大切です。以下に，産業保健スタッフとしておさえておきたい，各障害のポイントと合理的配慮について解説します。

❶ 身体障害

　身体障害者とは，障害者雇用促進法に規定される身体障害者を指し，原則として身体障害者手帳の交付を受けている者ですが，身体障害者手帳の交付を受けていなくても，指定医または産業医（内部障害者の場合は指定医に限る）の診断書・意見書により確認されている者も含まれています。障害にはさまざまな種類があり，障害部位や障害の現れ方，原因や障害の程度などにより，職場で配慮すべき事項が多岐に渡ります。

(1) 障害の種類

- 視覚障害
- 聴覚言語障害（聴覚，平衡機能，音声または言語機能）
- 肢体不自由（上肢切断，上肢機能，下肢切断，下肢機能，体幹機能，脳病変上肢機能，脳病変移動機能）
- 内部障害（心臓機能，腎臓機能，呼吸器機能，膀胱直腸機能，小腸機能，ヒト免疫不全ウイルスによる免疫機能，肝臓機能）
- 重複障害（身体障害の重複）

(2) 障害の程度

重度（身体障害者程度等級表の1級，2級）

中度（身体障害者程度等級表の3級，4級）

軽度（身体障害者程度等級表の5級，6級）

❷ 知的障害

「知的障害者福祉法」では，知的障害者について，法令上の定義は明確ではありません。福祉サービス利用の面で，「療育手帳」を受けていることを条件としていますが，都道府県等での独自の施策として，それぞれの判断基準を設けています。具体的には，児童相談所，知的障害者更生相談所，精神保健福祉センター，精神保健指定医または障害者職業センターによって知的障害があると判定された者です。

障害者雇用促進法では，原則として，療育手帳を保持している人，あるいは地域障害者職業センターでの「知的障害者判定」により，知的障害があると判定された人が，「知的障害者」としています。知的障害者判定は，療育手帳の判定とは別ですので，注意が必要です。また，重度知的障害者とは次のイからハまでのいずれかの者です。

    イ　療育手帳（愛の手帳等，他の名称の場合も含む）で程度が「A」（「愛の手帳」の場合は「1度」および「2度」）とされている者

    ロ　児童相談所，知的障害者更生相談所，精神保健福祉センター，精神保

健指定医から療育手帳の「A」に相当する判定書をもらっている者

ハ　障害者職業センターで重度知的障害者と判定された者

　知的障害者の職業的課題として，複雑な作業内容や，抽象的・遠回しな表現を理解することが困難な場合，言葉により意思表示をすることが困難な場合があります。以下にその一例を示します。

- 具体的なことに比べ，抽象的なことを理解する力が弱い
- 読み書きや言葉の理解，計算の能力に制限がある
- 作業手順を覚えたり，課題の処理に時間がかかる
- 一度に複数の指示を出されると指示が抜ける
- 空間的な理解・判断が苦手である
- 段取りや手順を考えたり，工夫することが難しい
- 同じことでも，場面を変えて応用することが難しい
- 過去の経験や知識を組み立てて推理したり，問題解決法を考えることが難しい
- 同じ失敗を繰り返すことがある
- 周りの状況に気づかず，周囲に配慮することが難しい，あるいはその幅の広さに制限がある

❸ 精神障害

　精神障害とは，医学的には，何らかの精神疾患（てんかん，発達障害などを含む）により，長期にわたり日常生活または社会生活への制約がある者を対象としています。対象となるのはすべての精神疾患で，次のようなものが含まれます。

- 統合失調症
- うつ病，そううつ病などの気分障害
- てんかん
- 薬物やアルコールによる急性中毒またはその依存症

表15　精神障害者保健福祉手帳の等級

1級	精神障害であって，日常生活の用を弁ずることを不能ならしめる程度のもの（おおむね障害年金1級に相当）
2級	精神障害であって，日常生活が著しい制限を受けるか，又は日常生活に著しい制限を加えることを必要とする程度のもの（おおむね障害年金2級に相当）
3級	精神障害であって，日常生活もしくは社会生活が制限を受けるか，又は日常生活もしくは社会生活に制限を加えることを必要とする程度のもの（おおむね障害年金3級に相当）

- 高次脳機能障害
- 発達障害（自閉スペクトラム症，学習障害，注意欠陥・多動性障害等）
- その他の精神疾患（ストレス関連障害等）

　日常生活や社会生活に支障をきたした程度によって，精神障害者保健福祉手帳の等級は，1級から3級まであります（表15）。ただし，知的障害があり，上記の精神疾患がない者については，療育手帳制度があるため，精神障害者保健福祉手帳の対象とはなりません（知的障害と精神疾患を両方有する場合は，両方の手帳を受けることができます）。また，手帳を受けるためには，その精神疾患による初診から6カ月以上経過していることが必要になります。

　精神障害者は，雇用対策上では，精神障害者保健福祉手帳を保持していなくても，統合失調症，そううつ病，てんかんにかかり，主治医の意見書や診断書があれば，障害者雇用の対象者となりますが，雇用率制度の対象となるのは，手帳を所持している人のみになります。

　精神障害者の職業的課題として，臨機応変な判断や，新しい環境への適応が苦手であり，疲れやすい，緊張しやすい，症状の変動により作業効率に波が見られることが特徴で，具体的には以下があげられます。

- 疾病と障害の併存
- 偏見や無理解の存在
- 告知するか否かの問題

- 再発不安と露見恐怖の重荷
- 変化への弱さ
- 易疲労性（疲れやすさ）
- 作業遂行力の制限：疾患や薬の副作用，緊張の強さなどから，手指の不器用さ，ぎこちなさなどの運動機能の低下，認知機能の低下がみられることがあり，これにより，作業能率や判断力等に制限が生じることがある。
- 社会的未熟さ：思春期や青年期に発症した場合などは，職業的な自己理解や社会常識的なマナーやルールが経験不足によって身につきにくい。
- 対人関係の適応の難しさ
- 生活基盤の援助が必要

4 発達障害

　発達障害とは，自閉症やアスペルガー症候群を含む自閉スペクトラム症（Autism Spectrum Disorder：ASD），その他の広汎性発達障害，学習障害（Learning Disabilities：LD），注意欠陥・多動性障害（Attention-Deficit／Hyper-activity Disorder：AD/HD）等の総称です。各障害の症状や特性については，明確に区別されずに，重複していることも多いので，図15で示した関係性を参考にしてください。

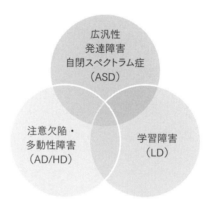

図15　発達障害の関係性

雇用率制度としては，療育手帳や精神障害者保健福祉手帳の交付を受けている場合が対象となります。

　発達障害の職業的課題としては，多種多様な情報処理や，効率的・効果的な課題遂行能力，社会性やコミュニケーション能力，臨機応変な柔軟性など，職業生活に必要な能力において，就職や職業生活の段階になって，初めて対応できないことに直面し，自身の特性を知るような事例もあります。

（1）就職活動における課題

●自己理解における課題点

- 障害の自己理解が不十分
- 自分の得意なことと不得意なことが整理されていない
- 仕事の経験が少ないか偏っており，仕事のイメージがつかめていない
- 企業が求める能力や資質がわからない
- 向いている仕事がわからない。経験や能力に合わせた仕事の内容や，労働条件のマッチングがわからない
- 偏った職業選択や理想が高すぎる職業選択が見られる

●知識やスキルにおける課題

- 就職情報の読み方・使い方がわからない
- 就職活動の仕方や段取りがわからない
- 就職活動における失敗の理由と対処方法がわからない
- 面接の受け方や，履歴書の書き方など，就職活動の知識やスキルが不十分
- サービス機関や制度をうまく利用できない

（2）職業生活の維持における課題

●職務や作業について

- 適切なスピードで作業することが苦手
- スピードは速いが，雑だったり，質を意識することが苦手
- 一度に複数のことを指示されると混乱する
- 言葉だけの指示では理解できなかったり，覚えられない
- 抽象的な指示が理解できない

- 指示が理解できなくても返事をすることがある
- 仕事の優先順位がわからない
- ひとつの仕事をしながら，同時に別のことをこなすことが難しい
- 作業の手順，段取りを自分で考えることが苦手
- 指示とは異なる勝手な判断基準で作業をしてしまう
- 自分のやり方に固執し，修正を受け入れられない
- 仕事の量や時間などの見通しが持てないと不安に感じる
- 急な変更等があると混乱する

● 社会性・コミュニケーション
- 同僚，上司等，立場の違いに応じた敬語の使い分けなど，場面や立場を考慮した発言ができない
- ストレートに自己主張しすぎて，同僚や上司と衝突する
- 人から注意されたとき，謝罪しない，言い訳するなど適切な対応ができない
- 暗黙のルールなど，明文化されていないことがわからない
- 割り当てられた自分の役割以外は，自分から行おうとしない
- 休み時間と作業時間の区別が付きにくい
- わからないとき，困っているときなどに自ら助けを求めないか，求められない

5 障害者雇用における合理的配慮

　障害者雇用においては，不当な差別的取り扱いの禁止と，合理的配慮の提供が義務付けられ，「合理的配慮指針」（雇用の分野における障害者と障害でない者との均等な機会若しくは待遇の確保又は障害者であるため労働者の有する能力の有効な発揮の支障となっている事情を改善するために事業主が講ずべき措置に関する指針）が定められました。

(1) 障害者に対する差別の禁止

　事業主は，募集・採用において，障害者に対して障害者でない者と均等な機会を与えなければなりません。また，賃金・教育訓練・福利厚生その他の待遇について，障害者であることを理由に障害者でない者と不当な差別的取扱いをしてはなりません（障害者雇用促進法第34〜35条）。

　障害者を雇用する事業主は，障害者虐待を防止するため，労働者に対する研修[2]の実施，障害者や家族からの苦情処理体制の整備などの措置を講ずることが必要です（障害者虐待防止法第21条）。

(2) 障害者に対する合理的配慮の提供

　事業主は，障害者と障害者でない者との均等な機会の確保の支障となっている事情を改善するため，募集・採用に当たり障害者からの申出により障害の特性に配慮した必要な措置を講じなければなりません。また，障害者である労働者と障害者でない労働者との均等待遇の確保や，障害者である労働者の能力発揮の支障となっている事情を改善するため，障害の特性に配慮した，施設整備，援助者の配置などの必要な措置を講じなければなりません（表16，図16）。ただし，事業主に対して「過重な負担」を及ぼすこととなる場合は，この限りではありません（障害者雇用促進法第36条の2〜36条の4）。なお，「過重な負担」とは，事業主側にとって，①事業活動への影響度，②実現困難度，③費用・負担の程度，④企業の規模，⑤企業の財務状況，⑥公的支援の有無，等によって，合理的配慮の提供の措置が過重になると判断した場合には，配慮ができない旨を本人に伝えるとともに，その理由も説明する必要があります。その際には，話し合いにより，十分に意向を尊重した上で，過度にならない範囲内での配慮の措置を講ずることが必要です。

　個別性を勘案した上で，一度の判断のみならず，継続した相談を実施し，実現可能な配慮を引き続き模索していくような体制づくりを目指しましょう。合理的配慮は，その申し出た本人にとどまらず，一般の従業員にとっても，作業の安全や生産性の向上につながることもあるでしょう。広く意見を聴取できる，

---

[2] 労働者に対する研修：具体的には，障害者の人権，障害者の特性に配慮した接し方や仕事の教え方などに関する，従業員に対する研修を指す。

表16　差別の禁止と合理的配慮の内容例

対象となる事業主：すべての事業主

対象となる障害者：身体障害，知的障害，精神障害（発達障害を含む），その他の心身の機能の障害（※障害者手帳所持者に限定しない）

差別の禁止（例）

募集・採用の機会：障害の有無，車椅子の使用，人工呼吸器の使用などを理由に採用を拒否する

賃金の決定：賃金を引き下げる，低い賃金を設定する，昇給をさせない

教育訓練の実施：障害者であることを理由に不当な差別的扱いを行う

福利厚生施設の利用：食堂や休憩室を利用させない

合理的配慮（例）

募集・採用の配慮：問題用紙を点訳・音訳したり，試験の回答時間を延長したりするなど，回答方法を工夫する

施設の整備：車椅子の利用に合わせて机や作業台を調整する

援助を行う者の配置：文字だけではなく口頭での説明，わかりやすい絵図を用いた説明

その他：通勤時間の調整等

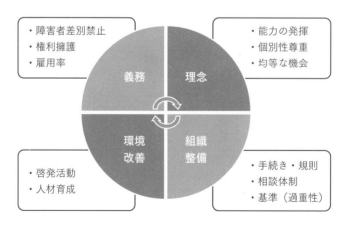

図16　合理的配慮の取り組み内容

働きやすい職場づくりの活動の一環としても，合理的配慮の考え方を，周知していきましょう。

◉文献

厚生労働省（2021）令和2年 障害者雇用状況の集計結果．（https://www.mhlw.go.jp/stf/newpage_16030.html［2021年7月1日閲覧］）

高齢・障害・求職者雇用支援機構（2017）障害者の就業状況等に関する調査研究（調査研究報告書 No.137）．（https://www.nivr.jeed.go.jp/research/report/houkoku/houkoku137.html［2021年7月1日閲覧］）

厚生労働省（2018）障害者雇用対策基本方針．

高齢・障害・求職者雇用支援機構（2021）令和3年度版 就業支援ハンドブック．

厚生労働省（n.d.1）他の主な法律における障害者等の定義．（https://www.mhlw.go.jp/stf/shingi/2r98520000024z9y-att/2r98520000024zdr.pdf［2021年7月1日閲覧］）

厚生労働省（n.d.2）障害者区分．（https://www.mhlw.go.jp/stf/seisakunitsuite/bunya/hukushi_kaigo/shougaishahukushi/kubun/index.html［2021年7月1日閲覧］）

9. 災害時の心理職

❶ BCP（事業継続計画）とは

　事業継続計画（Business Continuity Plan：BCP）とは，自然災害や大規模事故，不祥事等が生じた際に，被害を最小限に抑え，なおかつもっとも重要な事業を継続するために危機管理・対応マニュアルを整備し，事前計画や準備，本番に備えていくことです。自然災害には，地震や津波，火山の噴火や台風・豪雨・水害などが該当すると考えられ，いつどこでどのように起きるのかの予想も難しいと言えます。新型コロナウイルスや新型インフルエンザなどのパンデミックに代表される感染症についても自然災害として考えられます。また，大規模事故には火災や爆発，危険物質の流出などが当たります。

　BCPは，5つのフェーズ（1. 緊急対応期，2. 初期対応期，3. 復旧対応期，4. 再稼働対応期，5. 再稼働期）に分類されます。産業保健スタッフは，緊急対応期には自己の安全を確保し，被災の拡大を防ぐために活動します。労働者の健康リスクを的確に捉え，救急対応だけでなく時間軸に沿って優先順位をつ

け予防的な介入を行っていきます。特に大災害では情報が錯綜するため，産業
保健スタッフとして正確な情報を整理し提供していくことも大切な役割です。

　現場で対応する従業員の健康管理はもちろんのこと，危機管理本部への協力
支援，また各地各部署から応援体制が組まれたときに二次予防としての健康管
理支援や派遣元の産業保健スタッフとの連携を念頭に置いた健康管理支援が重
要になります。

　復旧対応のために活動している従業員は，自身や家族，親類が被災している
中で活動しているかもしれません。職場巡視を行い，作業環境の確認や休憩，
仮眠場所等の衛生管理，食事の環境等を拠点の管理者と共有し，体調管理では，
血圧測定や健康相談を実施し過労や不眠の対処についてアドバイスを行います。
通常業務に戻ってからも，復旧派遣終了後の支援として，問診票による健康確
認や希望者への面接など長期にわたるサポートを計画します。

　BCPでは定期的な訓練が計画されていますが，併せて危機管理部門を対象と
したセルフケア研修やラインケア研修を行うことも支援のひとつです。

2　災害時のメンタルヘルス対応

（1）トラウマティックストレスとは

　ほとんど誰にでも大きな苦悩を引き起こすような例外的に著しく脅威的，破
局的な性質を持ったストレスのことをトラウマ（心的外傷）と言います。心的
外傷を引き起こす体験（出来事）の基準は，例えば表17のように定義されてい
ます。

表17　DSM-5による心的外傷を引き起こす体験（米国精神医学会（APA），2014）

実際に，または危うく死ぬ，または重症を負う，性的暴力を受ける出来事への，以下のいずれかひとつ（またはそれ以上）の形による暴露
1.　心的外傷的出来事を直接体験する。
2.　他人に起こった出来事を直に目撃する。
3.　近親者または親しい友人に起こった心的外傷的な出来事を耳にする。
4.　心的外傷的出来事の強い不快感を抱く細部に，繰り返しまたは極端に暴露される体験をする。

（2）トラウマティックストレスに起因した心身の反応

　恐ろしい災害や事件を経験した後で感情の揺り返しが来るのは，よくあることであり，ごく正常なことです。特に奇異なことや病的なことではないといった姿勢での対応が原則です。心身の反応（急性ストレス反応）には以下のようなものがあげられます。

①感情・思考の変化

　何がどうなっているのか，何をどう考えればよいのか，自分自身が直面した現実を受け入れられないといった心の状態になったり，感情が麻痺したようになり混乱することがあります。起きたことに対して感情の波を抑えきれなくなり，考えることができない時期と，強く考えてしまう時期を繰り返します。

②身体の変化

　不安・恐怖のために眠れなくなったり，頭痛，腹痛，咽の渇き，寒気，吐き気，湿疹，けいれん，嘔吐，めまい，胸の痛み，高血圧，動悸，筋肉の震え，歯ぎしり，視力の低下，発汗，息苦しさなどの症状が出現したりすることがあります。

③認知・感覚の変化

　方向感覚を喪失したり，注意力が続かず集中することが困難になることがあります。過度の緊張状態や過覚醒，決断力の低下，身構え，悪夢，災害や事件のことが頻繁に頭をよぎることも多くみられます。

④行動の変化

　睡眠障害，食欲不振や食べ過ぎ，薬やアルコールへの依存，なかなか行動がスムーズにできなくなったり，ひきこもり・閉じこもり，社会からの孤立などもみられます。他には怒りの爆発，過激な行動など，トラブルを起こすこともあります。

（3）急性ストレス障害（反応）と心的外傷後ストレス障害

　前述した症候は，災害や事件の直後に現れる場合もあれば，数時間，数日，あるいは1カ月経過して現れることもあります。経過により，以下のように大別されます。しかしながら，これまで急性ストレス障害とされている概念は，通常誰にでも起こりうる反応であり，病的な障害とは捉えないといった考え方が優勢になっています。

①急性ストレス障害（反応）（Acute Stress Disorder : ASD）

　人はあまりにも大きなショックを受けると，その直後は出来事を受け止めようと思う反面，現実を否定したり，拒否したりするものです（回避症状）。また，起こった出来事が思い出せなかったりもします（解離性健忘）。この反応は，例外的に強く急激な精神的・身体的ストレスの直後から症状が出現しますが3日〜1カ月以内に消失します。

②心的外傷後ストレス障害（Post-Traumatic Stress Disorder : PTSD）

　災害や事件から1カ月以上経過しても神経の高ぶりがおさまらず，過覚醒の状態（些細なことにも過敏になり，刺激されやすい状態）が続き，災害や事件の生々しい惨状の現場が頭に焼き付いていて自分の意思に反して思い出され，再体験されることがあります。このような状態をPTSDといいます。

（4）トラウマティックストレス反応に対する産業保健スタッフの役割
①情報提供

　産業保健スタッフの重要な役割は，健康情報の発信源となることです。さまざまな方法・手段を使って，適宜情報提供を行ってください。その上で復帰後には，本人と十分に相談しながら，徐々に業務を増やしていってください。

②健康に関する個人情報の一元管理の中枢

　産業保健スタッフが，健康に関する個人情報を一元的に管理する中枢的機能を果たすべきです。同時に事業場内資源のコーディネーター機能を求められます。なお個人情報の保護には十分に留意してください。

表18　いつもと違う様子（事例性）の具体例

体調面：睡眠，食欲，疲れ，頭痛，かぜをひきやすい
行動面：集中力の低下，休日明けは不調，口数が少ない，あいさつができない，つきあいが悪くなる，細かいことにこだわりすぎる，飲酒量や酔い方の変化，怒りっぽい

③外部医療機関・相談機関との窓口機能

　外部医療機関・相談機関との連携の窓口機能を十分に果たしてください。この連携は，双方向的なものであり，業務上の配慮等に関して主治医から適宜具体的な指示を受けてください。

④問題の適切な医学的評価と行動計画を立てること

　問題に関して，専門職として適切な医学的評価を行って，労働者本人，場合によっては主治医や家族と連携・相談しながら適切な行動計画を立ててください。

⑤管理監督者によるケアとの連携（進言・支援）

　部下・同僚の気分，言動，行動面の変化に気をつけるよう進言，支援しましょう。また，表18のような「いつもと違う」変化（事例性）に気づいた段階で，まずは，産業保健スタッフへの連絡，相談を促しましょう。

（5）新型コロナウイルス感染症との関連

　中国武漢を発生源とした新型コロナウイルス感染症（COVID-19）は，2020年初頭には我が国にも伝播し，同年4月初旬に初めて「緊急事態宣言」が発令されました。新年度からの社会の恒例行事も個人の予定も中止や延期となり，いつもと違った世情から多様な心理ストレスも蔓延しました。以後も複数回にわたり「緊急事態宣言」が発令され，さまざまな「自粛疲れ」やコミュニケーション様式の変容などとともに人々のストレス度は増していきました。

　新型コロナウイルス感染症が及ぼすストレスには，過去に我々が経験した災害やテロリズムによるものとは異なる特徴があります。まず，地震や洪水などによる損壊は目にも痛ましいものですが，ウイルスとその波及は目に見えませ

ん。いわゆる CBRNE（化学：chemical, 生物：biological, 放射性物質：radio-logical, 核：nuclear, 高機能爆発物：high-yield explosive）による緊急事態は「特殊災害」とも呼ばれ，従来の災害と比べてはるかに大きな社会的混乱を及ぼすことが知られています。

❸ 支援者への惨事ストレスケア

　災害現場で対応する「支援者」は，その一方で「被災者」であり，被支援者同様に災害への苦しみを感じています。つまり，「国民としての被災者」でありながら「自身は支援者として被災者への支援を行う」という複雑な構造に配置されるのです。本項では東日本大震災の支援者ケアを例に，惨事ストレスケアの一例をあげたいと思います。例示する支援者は，2種類となります。一方が「被災地の外から入り，支援をし，帰る支援者」であり，他方が「被災地の中にいて，支援をし，その場で生活する支援者」です。

（1）被災地の外から入り，支援をし，帰る支援者（DMATと筆者自身を例に）

　このタイプの支援者は，場合によっては災害支援をすでに学んでいるか，もしくはそうでなくとも何らかの支援技術を持っており，自身のメンタルヘルスについても何らかの方策を持っている人材です。支援を専門にしており，元々は被災地の外に居住し，本務の傍らで現地に派遣されるため一定期間で帰ってしまう「部外者」となります。被災地にとっては，部外者であることが良くも悪くも影響します。部外者であるから思い切っていろいろと話して頼ろうとする態度と，どうせいなくなるのなら表面的な付き合いで済まそう（もしくはあと腐れないのだから好き勝手に怒りをぶつけよう）という態度が，部外者だからこそ遠慮なく向けられます。このことが，被災地内のよいガス抜きになることが証明されていますが，意図せずに発生すると困惑してしまいます。

　DMAT（Disaster Medical Assistance Team）とは，災害時支援に特化した組織であり，急性期の心理サポートにおいては，従来からのデブリーフィング（debriefing）から始めることもありました。しかし，その後は個別のカウンセリングや，実際的な休息に対するコンサルテーションが功を奏しました。何より，支援と本務を明確に切り替えるサポートが有効だったように感じます。筆

者自身も感じたことですが，被災地から離れると，物理的な距離・時間が増すほどに物理的に「日常」へ帰ってしまいます。しかし心理的には「被災地」から戻るための整理が済んでいません。ある線で日常と災害が分かれるような感じでした。そこで，はっきりとスイッチングできるような支援を心掛けました。

(2) 被災地の中にいて，支援をし，その場で生活する支援者

このタイプの支援者は被災地で元々生活しており，行政職員や医療・保健・福祉スタッフとして地域を支えていた方々です。各々の専門性によって行政的に地域を支えている人材であり，災害時支援は本務ではないため，実は純粋な「被災者」です。もちろん，本来は支援者ではないため，技術ではなく誠意・真心・義務感・責任感などで支援に当たっています。元からコミュニティ内に居住しているため，意思疎通がしやすい分，頼られすぎる反面，大切なことがどうしても言えないなど，バランスが悪い状況となります。それまで支援者になりえなかった方々（例えば行政職員など）が，その職位・職種から支援者へならざるをえなかったときに，その方々を緊急的に支援する必要性が大きいのです。

そこで，現地においては各職種に応じた心理教育を実施し，各々の立場・役割・限界などを整理しました。実際のケアは，それらの方々が置かれる状況を「なぜそうなっているのか」解釈し，その状況へは「どう対処すればよいのか」という方策の提供と介入を行い，実施する方々への個別ケア（リラクセーション方法の提示，心理相談の実施，コンサルテーションの提供）が行われました。本来の役割を取り戻し，そこに心理的知見を付加することで「支援者」となれることは，各支援者の活気を取り戻すことにつながりました。つまり，自立への支援がケアとなりました。なお，専門職・行政職員である支援者は，掛け替えがないため自分が折れていることを表明できません。そこで，他者の目につかないタイミングでの個別相談が必須となりました。

4 災害時救護の実践力強化

本項では，専門職以外の人材または初任者を支援者として機能させるべく，どのような教育を行えばいいのか，やはり東日本大震災での経験から一例を紹介したいと思います。

（1）被災者の怒りを引き出し，受け入れるために

　災害時に支援に入ると，一様に感謝をされると思います。しかし，実際には不満があることも容易に想定できます。災害支援の初任者は，ついつい感謝の言葉に惹かれてしまいますが，実際には，目指すものが「褒められる臨床」ではないことを重々承知しているはずです。しかし，災害時における「怒り」は非常に強くエネルギッシュなものであるため，受容しがたいことも確かです。そこで，あえて怒りを引き出し・受け入れることで，被災者の正しい感情表現を導き出すことの必要性と，それを役割として理解することを教育しました。

　例えば，沖縄空手の大家が，攻撃からの防御について語っていた言葉に「"受け"は英語ではブロックとも言うが，本来は『受け"止める』』のではなく『受け"入れる"』ことで成立する」というものがありました。個人的に非常に感銘を受け，受容の一面を表現する例として，以後，傾聴技法の説明に取り入れています。そして，自身が理不尽なことをされたときの不安や怒りについては，僧侶のアンガーマネジメントをひも解いた談話から「誰もが怖いこと，誰もが嫌なことだと考えれば，個人的な不安や怒りが消える」，「自分が何をするためにここにいるのかを考えれば，目的以外の行動・出来事には感情が乱されない」というコメントを引用しました。支援者になりたての人材は，被支援者の感情の揺れ・揺さぶりに釣られてしまい，こちらも慌てたり驚いたり怒ったりと反応してしまいます。そして，時には拒絶＝止めたり怒ったりしてしまうのです。そこで，支援者に「相手の怒りを受け入れる教育」と「それは支援者の役目であり，自分自身へ向けられたものではない」という教育をして，一定の成果を得ました。

（2）集団を対象とした支援方策を設定する

　前項で書いたように，災害時の支援が日常ともっとも違うのは，集団を対象とした支援となることです。産業保健活動では，職場の集団を対象とした活動を行いますが，その働きかけ方や，さまざまな交渉・対応場面が，実は災害時の臨床に近いものかもしれません。そこで，日常的に保健活動に従事する職種以外の方々へ，筆者自身が日常的に産業保健分野で行っている活動を例示し，集団を対象とした支援方策を教育しました。

(3) 地域性が影響を与える

　今まで発生した災害を考えてみると，被災地の地域性が救護において大きく影響を与えていることが見えてきます。地域性は，第7章でも取り上げましたが，災害支援においても大きく左右します。例えば，阪神・淡路大震災と東日本大震災の違いはやはり地域性にあったと考えます。前者は地理的にも支援に入りやすく「身近な地域」でしたが，後者は交通網が復旧したとしても移動だけで一日を費やす場所が存在する「縁遠い地域」でした。また，前者で効果があった支援方法は，後者では適応しづらかったこともあり，県民性も強く影響したと思われます。コミュニケーションをよく行い，互いの距離が近づきやすい関西に比べ，国の中枢から遠く自助・共助で成り立ってきた東北地方では，援助を受け入れる風土そのものに大きな差がありました。地理・地形そのものも，被災状況に影響しました。半壊地域より，全壊地域のほうが潔く復興に向かえた経緯もあります。そこで，新任の支援者へ地域性の講義を行い，現地支援へ円滑に着任できるようにしました。

(4) コミュニティを再生する

　我が国の国民性は，集団の中でどう生きるかという点にあります。迷惑を掛けない，恥をかかない，自立して集団に貢献するなど，日本独自の傾向があります。つまり，コミュニティを大切にした臨床が有効なのです。実際に，東日本大震災で重要視されたものは，旧来のコミュニティが再生できるか否かでした。県庁所在地から離れるほど，コミュニティ再生は重要な課題となりました。一方，年代によっては新たなコミュニティを望む場合もありました。自分が支援する地域がどのようなコミュニティを形成しているのか，コミュニティという考え方をトレーニングすることが被災地支援では有効であると考えます。

◉文献

米国精神医学会（American Psychiatric Association）［髙橋三郎，大野裕 監訳］（2014）
　　DSM-5 精神疾患の分類と診断の手引．医学書院．

第**9**章

従業員に
いきいき働いてもらおう!

健康管理活動

---

1. 健康経営とは

　日本の人口は，2008年をピークに減少傾向に転じ，経時的に労働力低下となるため，雇用と労働者数を増やし，労働生産性を向上させる必要に迫られています。そして，働き手が健康に活発に暮らせることからの出生率の上昇も期待されています。このような状況下で打ち出された「働き方改革」が，うまく進んでいくためには，企業等における労働生産性を向上させるべく，職員の健康を維持し，就労パフォーマンスを高めることがカギとなるため，健康への配慮を重視した経営理念，すなわち「健康経営」が必要となってきました。「健康経営」は，NPO法人健康経営研究会から提唱され，経済産業省による説明では，従業員等の健康管理を経営的な視点で考え，戦略的に実践すること，とされています（経済産業省, n.d.1）。各企業等の理念に基づき，職員等への健康投資を行うことが，その活力や生産性の向上につながり，組織を活性化した結果，総じて生産性・業績や株価の向上につながると期待されるものです。

■1 健康経営のための具体的な取り組み

　長時間労働による健康被害や過労死，また，いわゆる「ブラック企業」における劣悪な作業・職場環境は，大きな社会問題となっています。この現状に対して，真に企業理念として従業員の健康を考える経営方針を持つことは，言わ

ばホワイトな「健康経営」と呼ばれ，これからの企業等が取り入れるべき新たな指針として注目されています。経済産業省では，健康経営に取り組む優良な法人を「見える化」し，「従業員の健康管理を経営的な視点で考え，戦略的に取り組んでいる法人」として社会的に評価を受けることができる環境を整備するため，「健康経営優良法人」の認定を行っています。

　この認定制度は，「大規模法人部門」と「中小規模法人部門」の2部門に分かれており，特に優良な健康経営を実践している法人には「ホワイト500」（大規模法人部門の上位500法人）・「ブライト500」（中小規模法人部門の上位約500法人）の冠が付加されます。2016年から始まった比較的新しい制度ではあるのですが，いわゆる「ホワイト企業」のお墨付きが得られるということもあって，申請する企業（法人）は年々増加しています。2021年3月に発表された「健康経営優良法人2021」では，大規模法人部門に1,801法人（うち上位500法人が「ホワイト500」）が，中小規模法人部門に7,934法人（うち上位536法人が「ブライト500」）が認定されました（2021年3月4日現在）。

　「健康経営優良法人」の認定要件は，「大規模法人部門」では表1のようになっており，大項目「3. 制度・施策実行」の各評価項目は，日頃の産業保健活動と密接な関係にあることがわかります（経済産業省，n.d.2）。

❷ アブセンティーイズム，プレゼンティーイズムと健康指標との関連から

　次に，心身の健康を保持することが，産業衛生ならびに人事労務管理上有益なばかりか企業等の経営の根幹に関わることをさらにわかりやすくするために，アブセンティーイズムとプレゼンティーイズムについて解説します。

　まず，疾病や心身の不調により欠勤することを「アブセンティーイズム（病欠）：absenteeism」といい，一方，出社しているのもかかわらず，心身の不調等から生産性が上がらない状態を「プレゼンティーイズム（疾病就業）：presenteeism」といいます。かつての企業では，アブセンティーイズムによる生産性低下が問題視されましたが，近年は，出勤していても就労パフォーマンス（職務遂行能力）が低下しているプレゼンティーイズムのほうが，より大きな経済的損失をもたらすことが注目されています。

　平成27年度健康寿命延伸産業創出推進事業における健康経営評価指標の策

表1　健康経営優良法人2021（大規模法人部門）の評価項目（一部抜粋）

（経済産業省, n.d.2）

大項目	中項目	小項目	評価項目
1. 経営理念（経営者の自覚）			健康宣言の社内外への発信（アニュアルレポートや統合報告書等での発信）
			①トップランナーとして健康経営の普及に取り組んでいること
2. 組織体制		経営層の体制	健康づくり責任者が役員以上
		保険者との連携	健保等保険者と連携
3. 制度・施策実行	従業員の健康課題の把握と必要な対策の検討	対策の検討	健康課題に基づいた具体的目標の設定 ＊旧項目名：健康増進・過重労働防止に向けた具体的目標（計画）の設定必須
		健康課題の把握	②定期健診受診率（実質100%）
			③受診勧奨の取り組み
			④50人未満の事業場におけるストレスチェックの実施
	健康経営の実践に向けた基礎的な土台づくりとワーク・エンゲイジメント	ヘルスリテラシーの向上	⑤管理職又は従業員に対する教育機会の設定 ＊「従業員の健康保持・増進やメンタルヘルスに関する教育」については参加率（実施率）を測っていること
		ワーク・ライフ・バランスの推進	⑥適切な働き方実現に向けた取り組み
		職場の活性化	⑦コミュニケーションの促進に向けた取り組み
		病気の治療と仕事の両立支援	⑧病気の治療と仕事の両立の促進に向けた取り組み（⑮以外）
	従業員の心と身体の健康づくりに向けた具体的対策	保健指導	⑨保健指導の実施及び特定保健指導実施機会の提供に関する取り組み ＊「生活習慣病予備群者への特定保健指導以外の保健指導」については参加率（実施率）を測っていること
		健康増進・生活習慣病予防対策	⑩食生活の改善に向けた取り組み
			⑪運動機会の増進に向けた取り組み
			⑫女性の健康保持・増進に向けた取り組み
		感染症予防対策	⑬従業員の感染症予防に向けた取り組み
		過重労働対策	⑭長時間労働者への対応に関する取り組み

表1　健康経営優良法人2021（大規模法人部門）の評価項目（一部抜粋）
（経済産業省, n.d.2）（つづき）

大項目	中項目	小項目	評価項目
3. 制度・施策実行	従業員の心と身体の健康づくりに向けた具体的対策	メンタルヘルス対策	⑮メンタルヘルス不調者への対応に関する取り組み
		受動喫煙対策	受動喫煙対策に関する取り組み
	取り組みの質の確保	専門資格者の関与	産業医又は保健師が健康保持・増進の立案・検討に関与
4. 評価・改善		取り組みの効果検証	健康保持・増進を目的とした導入施策への効果検証を実施必須
5. 法令遵守・リスクマネジメント（自主申告）			定期健診の実施，健保等保険者による特定健康診査・特定保健指導の実施，50人以上の事業場におけるストレスチェックの実施，従業員の健康管理に関連する法令について重大な違反をしていないこと，など

＊健康経営銘柄2022および健康経営優良法人2022（大規模法人部門）では，3. 制度・施策実行の新たな評価項目に「従業員の喫煙対策」を追加することを検討

定・活用コンソーシアム（特定非営利活動法人健康経営研究会，東京大学，産業医科大学）の東大ワーキンググループにより，生産性への影響度を評価する指標（健康コスト関連指標）と従業員の健康状態に関する指標（健康関連指標）との関係性についてまとめた調査結果があります（経済産業省, 2016）。アブセンティーイズムについては，身体的健康指標の全項目，生活習慣指標のうちアルコール摂取を除く2項目，心理的指標の全項目に対し，リスク者の損失コストが非リスク者を上回っており，とくに身体的指標の既往歴，および心理的指標全項目のリスク者の損失日数が大きいという結果でした（図1）。次に，プレゼンティーイズムについては，身体的健康指標，生活習慣指標，心理的指標を構成する各項目ともに，リスク者の損失コストが非リスク者を上回っており，特に生活習慣指標のアルコール摂取，睡眠休養，および心理的指標のリスク者の損失コストが大きいという結果でした（図2）。

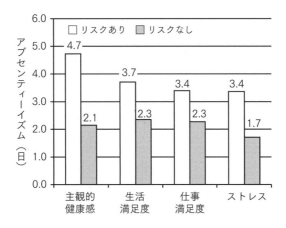

図1　アブセンティーイズムと心理的指標との関係（経済産業省, 2016）

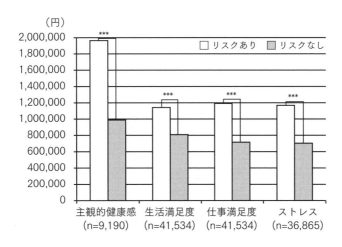

図2　プレゼンティーイズムと心理的指標との関係（経済産業省, 2016）

❸ 働き方改革・健康経営を踏まえたメンタルヘルス対策

　メンタルヘルスと産業保健について考え，取り組んでいく私たちは，なにより も働く人々のwell-beingをもたらすよう注力したいものです。「働き方改革」 の中で，あらためて取り上げられている「充分な休養の確保」は，蓄積疲労の 回避と十分な睡眠時間の確保とほぼ同義と考えられます。これは，従来からの 「ストレス－脆弱性モデル」を想起させ，睡眠不足や精神作業疲労の蓄積が，生 物学的には，ホルモンバランスの乱れと前頭葉機能低下に代表される脳機能の 変調をきたし，うつ病等の発症につながる（小山，2017）という病理と関係深 いものでしょう。働き方改革政策により強調される休養の確保とともに，産業 医の機能強化が相まって，さらなる睡眠衛生指導とストレス対策上のセルフケ アの推進，衛生教育等が求められます。

　このセルフケアに関しても，「健康経営」の取り組み目標からは，むしろポジ ティブメンタルヘルスの推進に主眼を置くことが期待されているように感じら れます。前述のアブセンティーイズムとプレゼンティーイズムの問題について は，従来からの疾病発症を招かないための一次予防，増悪させないための二次 予防策がもちろん必要です。しかしながら，プレゼンティーイズムには，疾病 には至らないまでも，その現場で働くことに対してポジティブになれない心理 状態が要因であることが少なくありません。働くことへのモチベーションは， 一般に，認知，感情，身体の3要素が存在しているといわれ，いわゆるワーク・ エンゲイジメント（work engagement）（島津，2015）の概念に根差した産業保 健・メンタルヘルス対策も重要性を増しています。

◉文献
経済産業省（n.d.1）健康経営優良法人認定制度．（https://www.meti.go.jp/policy/mono_info_service/healthcare/kenkoukeiei_yuryouhouzin.html［2021年3月26日閲覧]）
経済産業省（n.d.2）健康経営銘柄2021選定基準及び健康経営優良法人2021（大規模法人部門）認定要件（https://www.meti.go.jp/policy/mono_info_service/healthcare/downloadfiles/kenkokeieiyuryohojin2021_daikibo_ninteiyouken.pdf［2021年3月26日閲覧]）
経済産業省商務情報政策局ヘルスケア産業課（2016）企業の「健康経営」ガイドブック～連携・協働による健康づくりのススメ～（改訂第1版）．pp.34-37．（https://

www.meti.go.jp/policy/mono_info_service/healthcare/kenkokeiei-guidebook2804.
pdf〔2021年4月27日閲覧〕）

小山文彦（2017）メンタルヘルス研究の知見と臨床・産業保健活動との相互補完．産
　　業ストレス研究 24；305-311.

島津明人（2015）ワーク・エンゲイジメントに注目した個人と組織の活性化．日職災
　　医誌 63；205-209.

2. 健康教育

　健康教育は，従業員の健康増進や職場の健康課題リスクを低減させるために
従業員に対して行うひとつの手段です。職場の理解を得て労働時間の一部を使
いますので，効果的になるよう健康課題の抽出をしっかり行い，健康教育の目
的・目標を明確にします。衛生管理者と協力して計画を立案しておくと，一緒
にプログラム（企画）評価や結果評価を行いやすくなります。特に対象選定や
時間帯の設定・使える資源を十分に検討しておくことが重要です。健康教育の
目標に合わせて回数を設定したり，知識の提供のみにするのか，体験を取り入
れて個人ワークやグループワークを組み合わせていくのかを決定していきます。
また，年齢だけでなく役職に応じた階層別の健康教育も有効といえます。実施
する際には事業場責任者から開催の挨拶や企画の趣旨を説明していただくと，
参加者の意欲を引き出すことにも役立ち行動変容を促す一助にもなります。

　以下にいくつかの健康教育について紹介していきます。これらは心理職が担
当する教育以外のものを中心にあげています。身体的な健康管理にはどのよう
なものがあるのか学びましょう。なお，心理職が産業保健スタッフの一員とし
て関わりやすいテーマは主にメンタルヘルスであり，メンタルヘルスに関わる
心理教育が心理職の担当となります。他のテーマと連動させるためにも，日頃
から他のスタッフと意見交換をしておき，また，職場にどのような教育ニーズ
があるか，各所の方々に聞き取りをしておくこともお勧めします。

❶ 生活習慣病対策

　従業員が毎年受ける定期健康診断の結果を見ると，有所見率が年々増加しており，さらに年代が上がるにつれ血圧，脂質，糖代謝，肝機能の項目などで増加しています。その原因として，過剰なエネルギー摂取や塩分・脂肪の多い食事，身体活動量の低下や運動不足，喫煙や飲酒，過度のストレスなどがあげられ，不適切な生活習慣が年齢とともに重なり，体重増加から内臓脂肪型肥満につながりメタボリックシンドロームの予備群となってしまいます。メタボリックシンドロームになってしまうと，ドミノ倒しのようにさまざまな生活習慣病と呼ばれる糖尿病や高血圧・脂質異常症を発症してしまいます。さらに悪化すると脳血管疾患や心疾患などの合併症を起こし，労働生活や日常生活に支障を来たし，麻痺や失明，認知症など介護支援を必要とするレベルになったり，身体面だけでなく心理面へも大きく影響し，不安や怒り・後悔からメンタルヘルス不調を起こしてしまったりすることもあります。また，生活習慣病というと，その名前から個人要因が大きく自己責任と思われがちですが，働く環境要因も影響します。WHOでは，非感染性疾患（Non-Communicable Diseases：NCDs）として，狭義ではがん・糖尿病・循環器疾患・呼吸器疾患などをあげ，生活習慣の改善により予防可能な疾患としていますが，リスク因子とその背景にある社会的要因に働きかけていくことも必要です。

　十分な労働力を提供できない状況が起こると従業員本人や家族だけでなく，職場にとっても欠員による生産性の低下が起きてしまいます。生活習慣病を予防するには，個々人の努力だけでなく職場全体が取り組む必要があり，そのための健康教育として，安全朝礼や広報誌・健康だより・講演会などの場で情報提供を行うことが大切です。研修会では，例として従業員に健診結果を持参いただき日頃の生活習慣を振り返りながら，表2に示す7つの健康習慣のうちいくつかの紹介や体験ワークを通じてよりよい生活習慣への気づきを促します（e-ヘルスネット，n.d.）。

　また，「高齢者の医療と健康の確保に関する法律」に基づく特定健康診査・特定保健指導は，医療保険者（健康保険組合）の義務として40〜75歳の被保険者（従業員）と被扶養者（家族）のうち，健診結果と問診から生活習慣病のハイリスク者に対して食生活や運動習慣の改善を促し予防していく施策です。健

表2 ブレスローの7つの健康習慣

①適正な睡眠時間
②喫煙をしない
③適正体重を維持する
④過度の飲酒をしない
⑤定期的に運動をする
⑥朝食を毎日食べる
⑦間食をしない

診結果で男女別の腹囲とBMIの基準により，喫煙歴・血圧・脂質・血糖の結果から情報提供レベル・動機づけ支援・動機づけ支援相当（第三期より）・積極的支援に階層化し，対象者に利用券が配布され特定保健指導を受ける仕組みになっています。特定保健指導では保健師等の面接支援により，自らの生活を振り返り行動目標（食事・運動）を計画し，3カ月以上実施の上で血圧や体重の評価を行います。個別支援だけでなくグループ支援も実施できるため，グループダイナミクスを活用して行動変容を促すこともできます。また特定保健指導は，医療保険者と事業所が協働し進めている，服薬（血圧・脂質・血糖）に至っていない従業員に対して生活習慣病を予防する施策であり，産業保健上でもより未病層へのアプローチができるため積極的な協力が望まれています。

② 感染症対策

1970年代までは，労働衛生に関する感染症対策は結核対策が1番でした。現在では少なくなったとはいえ，グローバル化や雇用形態がさまざまな従業員が協働して業務に当たることが多い職場環境で結核が発生することはまれではありません。健康教育としては，従業員全員へ情報提供をするのではなく，発生した場合に関連する従業員に対して感染症の説明や受診に関連する情報提供を行っていきます。また，結核は感染症予防法により保健所の指導に対し協力を行います。

流行性の感染症に関する健康教育では，感染性腸炎，インフルエンザ，麻疹・

風疹，重症急性呼吸器症候群（Severe Acute Respiratory Syndrome：SARS），新型コロナウイルス感染症（COVID-19）などに関する流行情報や予防法・対策について教えることになります。職場は基本的には体力や免疫力を一定以上持っている従業員の集団とみなすことができますが，感染症では，「かからない」，「うつさない」をキーワードに健康教育を実施します。また，従業員全体への知識提供だけでなく，日常健康管理のひとつとして管理職へ感染症が発生したときの対応や職場への連絡・報告方法等を盛り込むことも必要になります。

（1）かからない

　手洗いやうがいが基本となります。アルコール消毒が有効なウイルスもありますが，万全ではないと考えられます。手洗いの手順・頻度などは健康だよりとして洗面所に掲示したり，流行期前から社内ニュースとして広報することができます。また，麻疹・風疹等は青年期以降に感染すると重症化したり，妊婦への不安をもたらすため，若者が多い職場や食堂・休憩室など多数の従業員が集まる場所での情報提供のほかに，安全衛生委員会での情報提供や感染状況の共有が重要になります。

　麻疹や風疹は，幼児・学童期での予防接種が有効といわれていますが，抗体が減衰している場合もあり，予防接種を中止していた時期の年代層の感染拡大が懸念されています。なお，風疹では，抗体検査・予防接種について国の補助事業が行われています。

（2）うつさない・広げない

　職場は，1日のうちかなりの時間と場所を共有する集団の場です。感染力が強い場合，飛沫感染・接触感染から感染拡大を起こし，自身だけでなく集団感染を引き起こすことで働き盛りの従業員が一定期間休業をせざるを得ない状況となり，また業務継続への影響を引き起こしてしまいます。うつさない・広げないためにも咳エチケットの普及も重要です。また発症した場合には，一定期間の出社を控えること（学校保健安全法が参考になります）で無理に出社しないことを従業員に周知しておくことも必要になります。

❸ 禁煙指導・受動喫煙防止対策

　2018年に健康増進法の一部を改正する法律案が制定され，望まない受動喫煙の防止を図るため，2020年4月1日から施設の類型・場所ごとに対策を実施することが全面施行されました。その内容は，多数の者が利用する施設等の区分に応じ，当該施設等の一定の場所を除き喫煙を禁止するとともに，当該施設等の管理について権限を有する者が講ずべき措置等について定めるものです。権限を有する者とは事業場自身であったりビル管理を担う事業場になります。労働安全衛生法では，2015年に職場の受動喫煙防止対策が盛り込まれましたが，この法律によりさらに実効性が高まることとなりました。今まで作られていた喫煙室は，会議室の転用や室内の一部を囲って作られた喫煙所も多くあり，ガイドラインにあるように粉塵濃度や気流の基準を満たさずに利便性や離席時間短縮のために黙認されている場合も多く，改善には費用がかかるため，受動喫煙が発生していました。施行後は，空間分煙から喫煙室の廃止や専用室の整備が進められています。徐々に喫煙室を減らしながらビル内禁煙や敷地内禁煙に取り組む事業場も多くなりました。

　望まない受動喫煙を防止するためには，非喫煙者はもちろんのこと喫煙者の三次喫煙（サードハンドスモーク：喫煙者の呼気や服についた化学物質等）を防ぐ必要があります。喫煙者・非喫煙者の区別をせずに，喫煙環境整備や喫煙による身体への影響について健康教育を実施することが重要です。タバコは嗜好品として捉えられがちであり，喫煙者と非喫煙者の対立ではなく，喫煙室整備の話し合いにも快適職場の観点から非喫煙者にも理解を得ていくことや，禁煙・卒煙支援にもサポートや協力体制が重要で一緒に健康づくりを考える場とする目的があります。喫煙率は年々減少していますが，新型タバコとの併用や女性の喫煙率の下げ止まり・若年者の喫煙開始がみられるため，健康障害防止の観点からアプローチする必要があります。禁煙支援だけでなく，吸わなくてもコミュニケーションができたり，小休止ができたりする職場環境の形成にも働きかけていきます。産業保健では，喫煙による健康影響をはじめとして喫煙が影響要因と考えられる疾患の罹患状況や在職死亡の分析等さまざまなデータから，従業員に禁煙や卒煙の提案をすることができます。

　健康教育では受動喫煙による健康影響の知識や現状の喫煙環境の改善に向け

た合意形成や禁煙支援を盛り込むことができます。その場合でも、事前に勤務するビルの喫煙室や喫煙室から煙やにおいの漏れる場所（多くは廊下やエレベーター前など）の粉塵・気流の測定結果や事業場の喫煙率を安全衛生委員会等で共有し、事業場としての方針を明確にした上で健康教育の内容を吟味します。

　喫煙者に対する健康教育では、喫煙本数と喫煙年数を掛け算してブリンクマン指数を算出し肺がんや咽頭がんとの関連について説明します。現在の健診結果だけでなく、今後のがんやCOPD（chronic obstructive pulmonary disease：慢性閉塞性肺疾患）などの疾病のリスクや、同居する家族への健康影響を示していきます。さらに機器を使い呼気中の一酸化炭素濃度を測定し、喫煙による影響を数値を見ながら動機づけをすることができます。禁煙支援は、個別指導で実施する場合もありますが、職場集団で行う場合も有効です。職場で行う場合は禁煙希望者を募ると同時にサポーターも募集し、禁煙マラソンという健康増進施策を職場で取り組んでもらうように支援していきます。一人で頑張るだけでなく同僚の支援や励ましの協力が得られやすいので脱落を防ぐこともでき、禁煙マラソンを完走し卒煙に至るよう支援していきます。さらに禁煙が継続できるよう完走時に表彰したり、禁煙体験を職場にフィードバックしていくと、職場の協力体制の強化にもつながり施策の拡がりを期待することができます。また禁煙治療は、条件により医療機関で保険適用になりますので、禁煙外来の紹介やオンライン禁煙治療など事業者や健康保険組合等の協力、費用補助を得ながら実施することも可能になります。前述した特定保健指導の階層化条件に喫煙の有無が入っていますので、医療費削減の観点からも協力が得られやすいといえます。

❹ 栄養・食生活への指導

　従業員の食生活は、学生生活から社会人になったときや結婚、家族の増加などライフスタイルの変化に大きく影響を受けます。労働による影響としては、単身赴任や交替制勤務・シフト制などの職場環境、外勤の有無、時間外勤務の量に大きく左右されます。また、従業員向けの食堂の有無や近隣のお店の営業時間などがメニューの選択肢に影響し、さらに間食・飲料の摂取状況を総合的に見て支援する必要があります。年代別では、若い世代ほど欠食率が高くなり、

栄養バランスについても主食・主菜・副菜を組み合わせた頻度が低い傾向がみられています。交替制勤務では，肥満・糖尿病・高血圧等メタボリックシンドロームのリスクが高まると言われており，食事の選択とともに運動習慣や睡眠へのサポートが必要です。

　健康教育では，時間栄養学のエッセンスを取り入れ，時計遺伝子の働きから生活リズムを整え食習慣を見ていく必要性を伝えます。特に食事の時刻や食べる速さを考慮した肥満予防や，朝食は起床後2時間以内に摂ることなど日周リズムに合った食事摂取を伝えていきます。また，食事バランスガイド（図3）を使って自分の日頃の食事を見直しを図るようにすすめていきます。この食事バランスガイドはコマの形をしており，栄養素ではなく主に料理で示されていることが特徴で，細かい計算よりも性別や年齢・身体活動を見て，「主食」「主菜」「副菜」「牛乳・乳製品」「果物」の5つの料理区分を見て適正な選択を考えていくものです。このコマがバランスよく回るためには運動が推進力となっていますので，その必要性も強調していきます。このバランスガイドでは，菓子やアルコールを含む嗜好飲料はコマのひもとして示されていますので，楽しく適度に選択できるように休憩時の間食の取り方や飲料の選択について解説していきます。また，特に交替勤務者等の場合は，昼食や間食の選択の仕方について支援が必要と考えます。

5 運動——ウォーキング，体操，ヨガなど

　従業員の身体活動量は，学生時代には定期的な運動習慣が保たれていても，入社後社会人になるとライフサイクルの変化や転勤，役割の変化によって運動時間の確保が難しくなりがちです。しかし，運動習慣は筋力の維持だけでなく気分転換やストレス解消，さらに生活習慣病の予防になります。運動習慣の定義は1日30分以上の運動を週2回，半年以上継続していることとされています。身体活動は年齢が増すことにより減少傾向がみられ，また，居住地域により通勤手段一つとっても車使用の場合と公共機関を使った場合など個人差がみられます。運動習慣の継続だけでなく活動量を増やす工夫や，楽しみながら手軽に取り入れられる方法を紹介していきます。

　健康教育では，運動量としての歩行数を伸ばし運動の定着を図るために，「プ

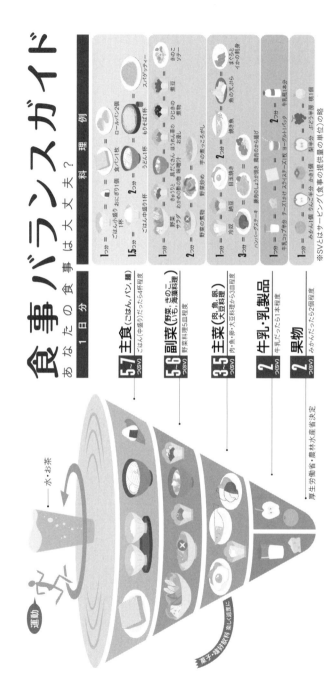

図3 食事バランスガイド（農林水産省, n.d.）

ラス10」といった1日の歩行を10分増やす取り組みや，ウォーキングキャンペーンを職場や事業場単位で実施していくことが有効です。参加は個人でもグループ対抗のチームで編成してもよいと思われます。スタートからゴール日までの設定を行い，歩数計を活用して毎日の歩数を積算していきます。昼休みや通勤時に歩けるルートと距離などを紹介しておくと目安になります。歩数記録は東海道や富士山への登頂ルートなど地図を使って自分の進み具合を確認したり順位を競ったりして，楽しみながら歩行数を確認できるとモチベーションの維持や励まし合いにつながります。ただし，期間限定で実施するイベントではがむしゃらに歩行数を伸ばすことに注力する参加者も考えられます。膝や腰の故障にもつながりますので，ウォーキングイベントの開始前は，正しい歩き方や休憩の取り方・水分補給・ウォーキング後のクールダウンの方法などについても解説しておくことが事故防止につながります。

　日常に取り入れる場面では，職場体操としてラジオ体操を朝礼時に取り入れたり，休憩時のVDT体操やヨガポーズ，首や肩回りのストレッチなどを紹介していきます。階段使用の推奨では，カロリー表示などを工夫します。会議室や近隣の体育施設の使用が可能であれば，体験会を実施して運動の気持ちよさの共有や実施ポイントを伝えることができます。

6 腰痛とメンタルヘルス

　職場における腰痛は，業務上疾病全体に占める割合が大きい疾病です。特に介護福祉をはじめとする保健福祉業では増加傾向にあります。腰痛の発生要因には，作業様態や職場環境だけでなく，労働者の個人的要因や職場での対人関係など心理的なストレスが関係しているといわれています。

　健康教育では，配置前教育として作業姿勢や動作，作業体制の遵守と休憩等について基本的な話をします。腰痛予防体操は，筋疲労回復・柔軟性・リラクセーションを目的として，作業開始前や休憩時・作業終了後に適宜取り入れられるように紹介します（図4）。

それぞれ20 〜 30秒かけてゆっくり3回行い，机や壁，動かない椅子などを補助的に使います。

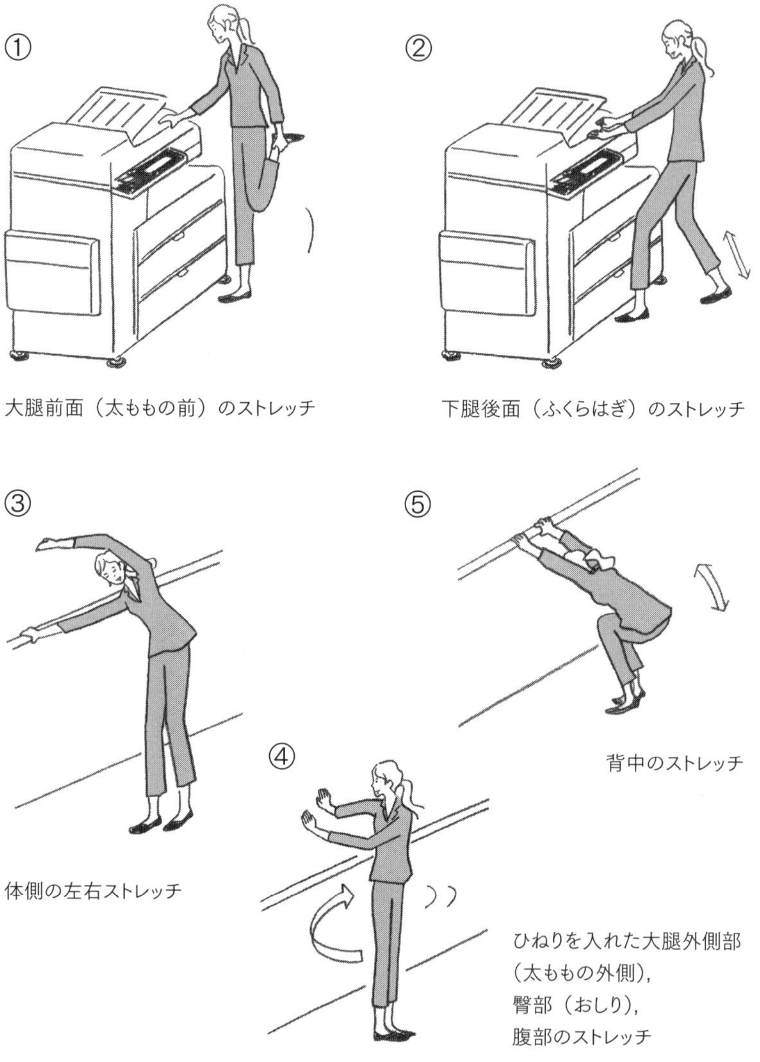

①
大腿前面（太ももの前）のストレッチ

②
下腿後面（ふくらはぎ）のストレッチ

③
体側の左右ストレッチ

④
ひねりを入れた大腿外側部
（太ももの外側），
臀部（おしり），
腹部のストレッチ

⑤
背中のストレッチ

図4　腰痛予防体操例

休憩場所などに小スペースでできるイラスト入りのストレッチ方法について掲示をすることもよいでしょう。しかしながら腰痛は，睡眠不足や疲労，職場の人間関係やサポート不足にも影響されますし，腰痛から引き起こされる痛みや不安の対処，再発の心配に対しても個別のサポートが必要です。

　産業保健スタッフは，リフレッシュ方法，セルフケアの実践や健康相談への案内などフォローアップ体制を広報していくことも必要です。

7 睡眠とメンタルヘルス

　睡眠で休養が十分に取れていない人の割合は，国民健康・栄養調査の推移を見ても増加しており，1日の平均睡眠時間が6時間未満と回答している人の割合は，男性では30〜50代，女性では40〜60代で4割を超えています（厚生労働省，2019）。働く世代の睡眠不足が，睡眠時無呼吸症候群を含めた生活習慣病やうつなどの疾病だけでなく，業務上の判断やミスの増加・業務効率の低下につながります。

　働き方改革では勤務間インターバルについて述べられていますが，勤務時間（時間外勤務含む）と往復の通勤時間を1日24時間から引くと，睡眠時間や食事・入浴・家族との団らん等休養に充てる生活時間を求めることができます。残業が増えると生活時間の中では入眠が遅くなったり，結果として睡眠時間を削ってしまうことが多いため，睡眠の重要性や睡眠時間の確保，睡眠環境の工夫を健康教育で紹介していきます。

　内容としては，事業場の健診問診データ結果から従業員の食事・運動などの生活習慣や睡眠時間の現状等身近に感じられる資料を用いて興味を喚起します。睡眠とメンタルヘルスとの関係や睡眠時無呼吸症候群と肥満，糖尿病，高血圧や循環器疾患といった生活習慣病との関連を講話し，自身の健診結果から睡眠時間や自覚症状を振り返って見直しを図ります。その際には「健康づくりのための睡眠指針2014」に紹介されている「睡眠12箇条」（表3）を使って，睡眠の役割を再確認し生活習慣の見直し・工夫例を紹介します。

表3　睡眠12箇条（厚生労働省, 2014）

①良い睡眠で，からだもこころも健康に。

②適度な運動，しっかり朝食，ねむりとめざめのメリハリを。

③良い睡眠は，生活習慣病予防につながります。

④睡眠による休養感は，こころの健康に重要です。

⑤年齢や季節に応じて，ひるまの眠気で困らない程度の睡眠を。

⑥良い睡眠のためには，環境づくりも重要です。

⑦若年世代は夜更かし避けて，体内時計のリズムを保つ。

⑧勤労世代の疲労回復・能率アップに，毎日十分な睡眠を。

⑨熟年世代は朝晩メリハリ，ひるまに適度な運動で良い睡眠。

⑩眠くなってから寝床に入り，起きる時間は遅らせない。

⑪いつもと違う睡眠には，要注意。

⑫眠れない，その苦しみをかかえずに，専門家に相談を。

8 コミュニケーション促進

　労働安全衛生調査のうち労働者調査の結果を見ると，仕事や職業生活に関する不安，悩み，ストレスに関して相談できる相手がいると回答した人は，家族の次に上司，同僚となっています（厚生労働省, 2019）。日頃から職場のコミュニケーションがとれていると業務上の質問や相談の敷居も低くなり，ストレスをため込まずに済むため，短期間で解消につながることも可能になります。

　コミュニケーション促進の例としてサンキューカードを紹介します。名前の通り感謝をメッセージとして伝え合

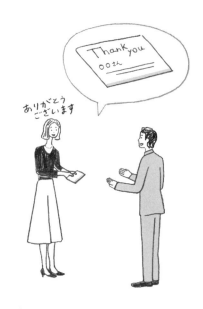

うものです。業務上感謝される場面は，きっと注意や指摘される場面よりは少ないと考えられます。感謝というプラスのメッセージは自担当内だけでなく部署を越えて働いているお互いのことを認識したり，顔見知りになったり，挨拶や声かけなどがしやすくなります。また，自分でも意識していなかったり，当たり前として捉えていた行動や言葉が，他者から感謝される出来事として受け止められていて，そのことがフィードバックされることはとてもうれしいものです。心理的な距離が縮まり仕事以外のネットワークが広がっていくことで，声のかけやすさだけでなく助け合いの関係にも波及します。メッセージを書いた人ともらった人のつながりが強化され，認めてもらえる職場風土の醸成は，職場環境の改善や業務効率にも結び付くといわれています。

　健康教育の場では，コミュニケーション促進ツール導入時の職場の合意形成に使うことができます。どんな施策も目的が伝わらないと継続することが難しくなりますので，サンキューカード（メールメッセージでもいいです）の命名や相手への伝え方・手段，職場での閲覧や集計の方法など従業員が自主的にルールを決定できるように支援します。

9 マインドフルネス

　このテーマは心理職が大いに力を発揮できるものでしょう。マインドフルネスとは，「今，ここ」の体験に気づき，それをありのままに受け入れる態度や方法とされています。従業員のストレス対処法が量的・質的に求められる状況が増えている中で，ストレス低減法として注目されています。マインドフルネスの習得方法として多いのは，呼吸法を利用してまず自分の呼吸だけに意識を集中させて，雑念が浮かんだらそれを否定せずに呼吸に意識を戻していく方法です。つまり，自己の内面に意識を向け，思考や過去・未来の感情，行動についてあれこれの解釈や善し悪しの判定をせずに観察することになります。マインドフルネスを体験することで内省の習慣化を目的にしています。

　会議でのプレゼンテーションや，複数の業務を同時並行で進めるときなど緊張状態に置かれると，脳はたくさんの情報や状況判断を行っているために，集中することが妨げられマインドワンダリングまたは脳のビジー状態を起こすといわれています。通勤途中でも業務中でもさまざまな出来事が頭の中に浮かび，

さまざまな感情や思考に翻弄され，脳の疲労を起こしてしまい，マインドフルネスの対極の状態といえます。マインドフルネスの体験は，日頃の緊張状態から離れ，より高い集中力やストレス下での平静の維持・記憶力の向上・相手への思いやりを得ていくことができるようになるといわれています。

　健康教育での活用方法は，単独でマインドフルネス研修を実施するというより，ストレスについての説明や自覚を促し，ストレス低減法のひとつとして体験してもらいます。日頃の生活習慣や健診結果の説明に加え，睡眠時間や飲酒・喫煙習慣など日常の生活を振り返り，さらに労働にまつわるストレスについて振り返りの時間を持ってもらうことが重要です。エクササイズでは最初にアイスブレイクを行い，呼吸ストレッチで呼吸に意識を向け瞑想法への導入に活用し，二人一組で行うストレッチを取り入れ身体感覚に気づいてもらう動きなどを組み合わせて実施します。これらの組み合わせで体や心の緊張をほぐすことができ，スムースにマインドフルネス（呼吸）瞑想に導入することができます。

　呼吸瞑想を実施するときには落ち着いて体験できるよう，隣との間隔や照明など研修会場の環境を事前に確認しておくことも重要です。できるだけゆっくり呼吸に意識を集中し雑念が浮かんでもそれを否定せずに，呼吸に意識を戻すことを繰り返しながら10分から15分くらい行います。終了後は，解除動作で軽く体を動かすことや身体感覚の変化を共有するといいと思います。

🔟 ロコモティブ・シンドローム

　ロコモティブ・シンドロームとは，運動器（骨・関節・椎間板・筋肉）のいずれか，あるいは複数に障害が起こり，「立つ」，「歩く」，「走る」，「座る」といった移動機能が低下している状態をいいます。高齢者の要支援・要介護の予防として日本整形外科学会が提唱した概念です。骨量や筋肉量は20〜30代をピークとして中高年から減少していくといわれています。ロコモチャレンジ！推進協議会（n.d.）は，運動習慣や食生活を見直してロコモティブ・シンドロームの予防啓発を行っています。職場では高年齢従業員が増える中，スポーツによるケガよりも「つまずき」や「滑って」，「足が前に出なかった」との理由から骨折や腰痛などの整形外科疾患になり休業を余儀なくされる場面をみることがあるため，産業保健スタッフとして予防啓発を実施します。

ロコモの健康教育では，3つのロコモ度テスト（立ち上がりテスト，2ステップテスト，ロコモ25）を行い，移動機能の状態をチェックします【参照】コラム12）。従業員の年齢層によっては，年代別に評価できる閉眼片足立ちテストなども取り入れ，楽しく自己チェックできるように計画します。

⓫ 女性の健康管理

　女性従業員は，10代後半から60代あるいは70代まで正規・非正規雇用に関わらず就業率や就業継続率が伸びています。長期の就労期間に女性は，思春期，成熟期，更年期，老年期を過ごし，そのホルモン状態だけでなく，結婚・出産・子育て・親の介護などライフステージ上の大きなイベントのいくつかを経験し，こころもからだも生理的な大きな変化を体験します。健康相談では，ストレスを前面に出すよりも肩こりや頭痛，目の疲労等身体症状の訴えが多く表出し，産業保健スタッフとの関係性ができるとようやく人間関係のストレスや家族の問題を話してくれるように感じます。また，健康診断では子宮がん検診や乳がん検診の受検率も低い状況であり，二次健診についても事後指導で未受診の理由をお聞きすると，健診や精密健診への心理的なハードルがあるようです。婦人科健診を含めて受検しやすい健診計画の工夫が必要です。

　健康教育では，女性を対象とするだけでなく管理職や家族の構成員である男性従業員にも積極的に参加していただけるような企画が必要だと思います。女性の体やホルモンバランスとそれらに影響される身体・精神面の変化を共通理解できる場として活用します。リプロダクティブヘルス[1]が守られる職場環境の整備や職場での相談先・上司としての相談の受け方についても盛り込んでい

---

[1]　リプロダクティブヘルス：1994年にカイロで開かれた国際人口開発会議において，提唱された概念です。リプロダクティブヘルスとは，人間の生殖システムおよびその機能と活動過程のすべての側面において，単に疾病，障害がないというばかりでなく，身体的，精神的，社会的に完全に良好な状態にあることを指しています。したがって，リプロダクティブヘルスは，人々が安全で満ち足りた性生活を営むことができ，生殖能力を持ち，子どもを持つか持たないか，いつ持つか，何人持つかを決める自由を持つことを意味します。さらに，安全で効果的，安価で利用しやすい避妊法についての情報やサービスを入手できることが含まれます（国際協力機構，2004）。

きます。また，女性従業員の働くことへの意識が変化している現状も認識してもらう必要もあります。疾患では，子宮がんや乳がんだけでなく，月経にまつわる症状などの知識や精神面に与える影響，生活習慣との関係についても確認していきます。乳がんは，定期健診だけでなく自己検診による早期発見が可能なため，自己検診の方法を広めていくことや気軽に受診先の相談ができる窓口の周知も産業保健スタッフが担えると思います。

◉文献

e-ヘルスネット（n.d.）ブレスローの7つの健康習慣を実践してみませんか？（https://www.e-healthnet.mhlw.go.jp/information/food/e-04-002.html［2019年12月5日閲覧］）
国際協力機構 国際協力総合研修所（2004）開発課題に対する効果的アプローチ――リプロダクティブヘルス．（https://www.jica.go.jp/jica-ri/IFIC_and_JBICI-Studies/jica-ri/publication/archives/jica/field/200408_0102.html［2021年7月26日閲覧］）
厚生労働省（2014）健康づくりのための睡眠指針2014．（https://www.mhlw.go.jp/stf/seisakunitsuite/bunya/kenkou_iryou/kenkou/suimin/［2021年4月28閲覧］）
厚生労働省（2019）平成30年 労働安全衛生調査（実態調査）．（https://www.mhlw.go.jp/toukei/list/h30-46-50.html［2021年7月1日閲覧］）
厚生労働省（2020）令和元年「国民健康・栄養調査」の結果．（https://www.mhlw.go.jp/stf/newpage_14156.html［2021年7月1日閲覧］）
農林水産省（n.d.）食事バランスガイド」について（https://www.maff.go.jp/j/balance_guide/index.html［2021年7月1日閲覧］）
ロコモチャレンジ！推進協議会（n.d.）「ロコモ度テスト」で調べよう．（https://locomo-joa.jp/check/［2021年4月28閲覧］）

健康教育の組み合わせ

　食事・運動・休養に加え喫煙や飲酒は，生活習慣を見直す上でとても重要な項目になります。健康教育は短時間でも従業員に健康増進に興味を持ってもらえるよう，職場の健康課題に合わせて組み合わせ，「健康チャレンジ」として実施する方法があります。従業員が3つ程度の取り組みたい項目にエントリーし，目標設定を行った上で一定期間後に達成度を確認します。この場合にもネーミングが大切で，やらされている感ではなく，楽しんで競争できるような仕掛けが重要です。チャレンジ期間は，成果がみられ且つ行動の定着が予想できる3カ月間程度がよいと思われます。事業場が中心となり，チャレンジャーに定期的に情報発信を行ったり，中間報告会で成果を事業場全体で共有したりしながら，産業保健スタッフが施策の伴走を行うことが有効です。

ロコモ度テスト

①立ち上がりテストでは下肢筋力を評価します。

　　40cmの台から片足または両足で反動をつけずに立ち上がり，そのまま3秒間保持できるかを見ます。

②2ステップテストでは歩幅を測定して，下肢の筋力やバランス能力・柔軟性を含めた歩行能力を見ます。両足のつま先を合わせたのち，できるだけ大股で2歩歩きその歩幅を測ります。計算方法は，2歩幅（cm）÷身長（cm）＝2ステップ値で算出します。

③ロコモ25という25問の質問表に回答し，100点満点のうちの点数で日常生活や痛みの評価を行います。

　これらの3つのテストから，ロコモ度を評価し，自分に合った運動や食事の改善に役立てていきます（ロコモチャレンジ！推進協議会，n.d.）。運動では，ラジオ体操やストレッチを職場体操として取り入れることもできますし，階段使用を推奨することも身体活動量を増やす取り組みとなります。

第10章
治療と仕事の両立支援と
心理職

1. 治療と仕事の両立支援とは

　がんや脳卒中などに罹患し，治療を受けながら働き続ける人への支援（治療と仕事の両立支援）には，その闘病体験を支える心理的サポートが必須となります。また，この両立支援において，事業場や医療機関と本人・家族との間におけるさまざまな情報共有や調整（コーディネート）の際には，細やかな配慮を行いながらのコミュニケーションが求められます。今後の両立支援において，心理職の担う部分は大きくなってくるでしょう。

1 治療と仕事の両立支援のためのガイドライン

　健康だった人が，ある時点で病気になり，今までと同じような働き方ができなくなることがあります。病気の治療と仕事を継続できるように配慮するということは，労働者の雇用と健康確保という意義のほかに，継続的な人材確保，労働者の安心感やモチベーションの向上による人材定着など，職場の信頼関係にも大きく影響を与えます。「病気の治療と仕事の両立支援」は，「働き方改革実行計画」（働き方改革実現会議決定）においても，重要なテーマのひとつとして，国をあげて推進していくこととされています。
　厚生労働省（2016）がまとめた「事業場における治療と仕事の両立支援のためのガイドライン」（以下，ガイドライン）では，働きながら治療を行う方々に対して，適切な就業上の措置や配慮 [1] が行われるように，関係者の役割や職場

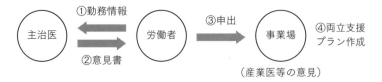

①主治医に勤務情報を提供
②就業継続の可否等の意見
③労働者が事業者へ申出
④就業上の措置等の決定および両立支援プランの作成

図1　ガイドラインによる両立支援の進め方（厚生労働省, 2018a）

の環境整備，罹患労働者への支援の進め方を含めた，事業場における取り組みがまとめられています。すでに雇用している労働者だけでなく，治療が必要な者を新規採用する際にも活用することが可能です。

　対象とする疾病は，がん，脳卒中，心疾患，糖尿病，肝炎，その他難病など，反復・継続して治療が必要となる疾病であり，短期で治癒する疾病は対象としていません。両立に関する疾病は私傷病であることから，本人からの申出をきっかけに支援をスタートさせることを前提にしています（図1）。しかしながら，がんの確定診断時のショックはとても大きく，診断後速やかな申し出につながらないケースもあります。日頃より申し出しやすい職場づくりが必要ですし，時として会社から本人に「さりげなく」状況や意向の確認をすることも必要です。

　ガイドラインでは，利用可能な支援制度や支援機関が一覧できるようになっています。2016年2月に策定され，いくつかの改定（補強）が行われたのち2018年3月には次に説明する「企業・医療機関連携マニュアル」が分冊になって公表されています。

---

[1] 就業上の措置や配慮：労働者は事業者と労働契約を結んでおり，労働条件が定められています。事業者は，就業規則等とも照らし合わせながら，就業継続の可否や就業上の措置，配慮の検討を行います。なお，就業上の配慮とは，短時間勤務，軽作業や定型業務への従事，残業・深夜業務の禁止，出張制限，業務制限（危険作業，運転業務，高所作業の禁止または免除），在宅勤務，フレックスタイム制度適用などがあげられます。

❷ 企業・医療機関連携マニュアル

　治療と仕事の両立支援を行う際には，治療を続けながら働く方の症状や勤務可能であるのか，避けるべき業務があるのかなど，あらかじめ主治医の意見を聞き，産業医からも意見を聞いた上で（常時50人以上規模で産業医選任義務のある事業場等），職場の支援内容を決定する必要があります。

　「企業・医療機関連携マニュアル」（以下，マニュアル）は，企業と医療機関が情報のやりとりを行う際の参考となるよう，ガイドライン掲載の様式例（勤務情報提供書や主治医の意見書，両立支援プラン，職場復帰支援プランなど）に沿って事例を用いて作成のポイントを示しています（厚生労働省，2018b）。

〈事例構成〉

事例1	がん	事例4	難病
事例2	脳卒中	事例5	心疾患
事例3	肝疾患	事例6	糖尿病

　なお，掲載事例はあくまで一例であり，病気・治療の経過やそれに伴う経過，必要な就業上の措置等は労働者それぞれの状況によって異なることに注意が必要です。

　いずれの様式も，労働者本人と十分に話し合って作成することが望ましく，これらの情報は機微な個人情報を含むものであり，取り扱いに関してはプライバシーに十分留意した管理が必要です。

　治療と仕事の両立支援は，独立行政法人労働者健康安全機構の産業保健総合支援センター【参照】コラム13 などでも普及に努めています。ガイドラインに基づいた社内のルールづくりや休暇制度・勤務制度の整備，各様式の作成・活用，医療機関との連携方法について，助言や相談が無料で受けられます。また，同機構でも両立支援マニュアルを作成しており，メンタルヘルス分野のマニュアルも公表されています【参照】第10章－3－❶。

◉ 文献

厚生労働省（2016）事業場における治療と仕事の両立支援のためのガイドライン（令和3年3月改訂版）. (https://www.mhlw.go.jp/content/11200000/000760961.pdf ［2021年4月27日閲覧］)

厚生労働省（2018a）第13次労働災害防止計画（2018年度〜2022年度）. (https://www.mhlw.go.jp/stf/seisakunitsuite/bunya/0000197309.html ［2021年4月27日閲覧］)

厚生労働省（2018b）企業・医療機関連携マニュアル——事業場における治療と仕事の両立支援のためのガイドライン（参考資料）（令和3年3月改訂版）. (https://www.mhlw.go.jp/content/11200000/000760983.pdf ［2021年4月27日閲覧］)

2. 心理職が両立支援をする際に気をつけること

❶ 合理的配慮

　障害者雇用の項目でも触れましたが【参照 第8章-8-❺】，合理的配慮とは障害を持つ労働者が，障害のない労働者との均等な機会・待遇を得るために，障害の特性や業務上の支障に対応して行われる必要な配慮のことです。

　治療と仕事の両立を図るための合理的配慮を検討する際には，産業保健スタッフが不可欠です。産業保健スタッフは，本人を通じて主治医と定期的に連絡が取れるようにし，現在の病状や回復度合いなど，治療に関する情報を得ておきましょう。そして合理的配慮を検討する際には，本人が働きやすい職場環境を整備するための必要な措置について，なぜそのような配慮が必要なのか（例：術後はトイレが頻回になるのでライン作業は避ける，服薬のせいで視野が狭くなるので現場作業は控える等）を，医療的な判断を基に事業場側（人事や上司）へ伝える「通訳」の役割を担います。

　産業保健スタッフは労働者の希望する合理的配慮が事業場側の「過重な」負担とならないよう気を付けつつ，双方が納得できる形で，配慮を進めていきましょう。

❷ 疾患別の留意点

　疾病別の患者数を見ると精神・行動の障害が51万人とトップで，次に新生物（腫瘍）が続きます。新生物の患者数は，右肩上がりとなっています。一方，脳血管疾患については，減少傾向です（図2）。各疾病別の両立支援の留意点について，以下に要点をまとめました。

（1）精神疾患

　メンタルヘルス不調者の職場復帰における問題点は，疾病の回復が客観的に評価しづらいことです。職場としては，本人が疾病に至った理由が明確になっていない場合や，就業に当たって必要な配慮と留意点が，具体的に理解されにくいということもあります。

　そのようなときに活用できるのが，表1にある「4つの軸のアセスメント」です。職場復帰時の課題を洗い出すために，Ⅰ．現症（医学的見解），Ⅱ．勤労状況（安全・衛生に係る要因），Ⅲ．全般的生活状況（個人・状況要因），Ⅳ．事業場側の懸念，という4つの視点からアセスメントをしていきます。各項目を主治医や本人，産業保健スタッフで情報を出し合いながら5段階で評価し，その結果を関係者間で共有しておくことで，復帰後の継続支援や連携をスムーズ

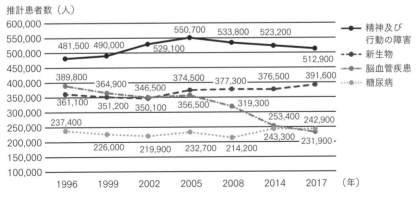

図2　各疾患の推計患者数（厚生労働省, 2019）

表1　4つの軸のアセスメント（小山, 2020）

I　現症（医学的見解）
• 疾患の種類（ICD-10）：うつ病エピソード，不安障害，適応障害，身体化障害など • 主症状：不眠，抑うつ気分，全般的意欲低下，不安高度化，焦燥等 • 症状の程度：軽症，中等症，異常体験を伴う重症など（ICD-10に則して評価） • 服薬の状況：薬剤名と服用量／日，服薬に伴う眠気や注意集中の鈍麻やふらつきなど • 睡眠の状況：入眠，熟眠，早朝覚醒の有無（SIGH-Dにて把握） • 生活全般における意欲と興味・関心の保持：最低2週間の持続状況を把握する • 気分・不安：気分変調，全般的状態不安などについて，SDS，STAI等にて評価する • 注意集中力：日常生活動作，問診等にて評価する • 他の身体所見：運動性緊張，消化器症状，頭痛・筋骨格系症状等
II　勤労状況（安全・衛生に係る要因）
• 作業環境：高・低温，高所，VDT，有機物質，騒音など • 勤務時間と適切な休養の確保（勤務形態の規則性，出張，超過勤務等の状況） • 職業性ストレスの程度（職業性ストレス簡易調査票に沿う） • 就労に関する意欲と業務への関心 • 段階的復帰，リハビリ出勤制度についての理解と同意 • 職場の対人関係における予期的不安等の程度 • 治療と職業生活の両立についての支持・理解者（上司，産業保健スタッフなど）の存在 • 安全な通勤の可否 • 疲労蓄積度：自身および家族から見た「仕事の疲労蓄積度チェックリスト」等で評価
III　全般的生活状況（個体・状況要因）
• 睡眠−覚醒リズムの保持 • 適切な食習慣（栄養，嗜好品への依存度等含む） • 適度な運動習慣 • 日常生活における業務と類似した行為への関心・遂行状況 • 経済状況と医療費・保険書類等の利用・管理状況等 • 整容，居住環境の清潔保持 • 家事，育児，介護などの有無と程度 • 生活全般における支持的な家族（配偶者等）や友人（同僚等）の存在 • QOL：包括的健康度を把握
IV　事業場側の懸念
• 診断書病名と現症との相関についての理解 • 寛解に併せた就労意欲の確認 • 寛解と業務遂行能力との相関についての理解 • 寛解の確認と予後診断についての理解 • 対象労働者へのコミュニケーション（接し方，人間関係） • 通常の職務による疾患への影響 • 長期休業による部署・組織全体のパフォーマンスの低下 • 長期休業による対象労働者の将来性（キャリア形成や勤続可否についての判断等） • 通勤・実務に伴い安全・衛生面での危険（労災）が回避されるか • 自殺および危険行為に及ぶ可能性

に進めることができます。

（2）がん

　2007年4月に「がん対策基本法」が施行され，がん対策推進基本計画が策定されました。現在，「第3期がん対策推進基本計画」（厚生労働省，2018）が，2018年〜2022年までの5カ年計画として「がん患者を含めた国民が，がんを知り，がんの克服を目指す」ことを目標に実施されています。計画の冒頭には，「我が国において，がんは昭和56（1981）年より死因の第1位であり，平成27（2015）年には，年間約37万人が亡くなり，生涯のうちに，約2人に1人が罹患すると推計されている」と記されており，まさしく，がんが「国民病」と言われる所以です。がんの生存率は向上してきており，入院日数も16.1日（厚生労働省，2019）と短くなる一方，外来での通院治療を続けながら，仕事との両立を図ることが増えています。また，がんは，部位や臓器によっても，治療方針や予後の経過，副作用なども多岐にわたるため，支援においては，個別性への配慮を必要とする疾患ともいえます。がんの主な治療法は，手術（外科的治療），化学療法（抗がん剤治療），放射線治療ですが，進行度等に応じても標準的な治療に当てはまらないこともあり，治療方針を決定する前段でも，心理的な負荷が増えることもあります。

　産業保健スタッフとしては，生活習慣を中心とした「がんの一次予防」への情報提供や，がん検診の受診，早期発見として二次検査等への受診勧奨が日常業務となります。産業医，保健師等と連携しながら，心理職としても，がん予防についての知識習得（webサイト「がん情報サービス」等）が必要です。がん検診は市区町村で実施されているものの，働く人にとっては，定期健康診断の際などに受検することがあります。厚生労働省が，指針で定める科学的根拠のあるがん検診は表2の5種類となっていますので，検査の概要は基本事項としておさえておきましょう。

　両立支援では，このような検診の事後や早期発見のための受診勧奨などを通して，がんの診断を受けて，治療に専念する休職開始時期から，職場復職支援までの長期的な関わりが想定されます。

　特に，がんと診断された直後の従業員に，心理職として対応する場面も想定されます。「仕事とがん治療の両立お役立ちのノート」（西田ほか，2017）では，

表2　がん検診の種類と内容（厚生労働省, n.d.）

種類	検査項目	対象者	間隔
胃がん検診	問診に加え，胃部X線検査[1]または胃内視鏡検査のいずれか	50歳以上[1]	2年に1回[2]
子宮頸がん検診	問診，視診，子宮頸部細胞診，内診	20歳以上	2年に1回
肺がん検診	問診，胸部X線検査および喀痰細胞診	40歳以上	年1回
乳がん検診	問診および乳房X線検査（マンモグラフィー），超音波	40歳以上	2年に1回
大腸がん検診	問診および便潜血検査	40歳以上	年1回

[1] 当分の間，胃部X線検査については40歳以上に対し実施可
[2] 当分の間，胃部X線検査については年1回実施可

がんと診断された直後の方へ伝えたい言葉として，「あわてないで」と書かれており，当事者の経験を通したこのようなマニュアルも有効です。

　さらに「お役立ちノート」には，以下のような項目で，情報提供がされていますので，ぜひ，参考にしてください。

- （治療に専念しなくちゃだめなの？）仕事を休む時の仕組みについて
- （これからどんな治療がはじまるの？）治療についての説明を受ける際のポイント
- （会社にどこまで伝えるの？）上司や同僚に伝える工夫
- （お金はどのくらいかかるの？）費用負担の軽減
- （他の人がどうしてるかを知りたい）がん相談支援センター（web：がん情報サービス「がん相談支援センターを探す」）や体験談などを活用する

　これから闘病に入るという心理的ストレスや将来への不安，闘病中の治療や生活上の課題，家族との関わりなど，心理職としての支援は，他の疾病と基本的に大きな違いはありません。「がん」は医療の進歩により治療可能な疾病と

なってきており，治療期間も短く早期に職場復帰が可能な場合や，化学療法などで入退院や外来治療が必要な場合など，治療の特性を理解し，支援していきます。

(3) 脳卒中

　脳卒中とは，脳の血管に障害が起きることで生じる疾患の総称で，脳の血管が詰まる「脳梗塞」，脳内の細い血管が破れて出血する「脳出血」，脳の表面の血管にできたコブ（脳動脈瘤）が破れる「くも膜下出血」などがあります。手足の麻痺や，言語障害などの障害が残ることは知られていますが，発症後のリハビリテーションなどにより，障害がほとんど残らない状態で仕事に復帰することが可能な場合も少なくありません。脳卒中を発症した労働者のうち，職場復帰する者の割合（復職率）は，発症から3〜6カ月頃と，発症から1年〜1年6カ月頃が多いとされています（図3）。

　入院や転院，退院など，治療の状況が変わることが多いため，医療機関との連携についても，密な情報共有が必要となります。また，回復にはさまざまなリハビリテーションが不可欠であるため，理学療法士，作業療法士，言語聴覚士といったリハビリ専門スタッフとの連携も特徴とされ，障害の程度などに配慮した両立支援計画の策定が求められます（図4）。

　2016年の国民生活基礎調査では，介護が必要となった主な原因の第2位は，脳血管疾患となっています。脳卒中が原因による身体機能の障害は，記憶障害，注意障害，認知症，失語症，失認，失行など，高次脳機能障害や，嚥下障害，眼球運動障害，構音障害などの脳神経障害，片麻痺，運動失調などの運動障害，さらにしびれ，痛みなどの感覚障害，便秘，失禁などの自律神経障害と，非常に多岐に渡ります。復職支援の中では，気づきにくい症状を観察し，本人および職場内の理解・協力を求めるよう，働きかけることが必要です。

　なお，高次脳機能障害については，脳卒中以外の外傷性脳損傷，低酸素脳症，脳炎，脳腫瘍の原因を含めて，器質性の精神障害に分類されています（表3）。

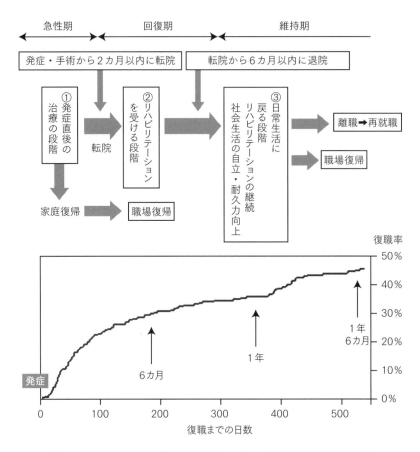

図3　脳卒中発症後の経過と復職率のイメージ（厚生労働省, 2016）

🔳 コーディネーターとしての役割——主治医, 職場との連携

　がんなどの治療を続けながら職業生活を送る人は増えており，従来のメンタルヘルス対策で行われてきた復職支援の考え方を基本に，2016年に「事業場における治療と仕事の両立支援のためのガイドライン」が示されました。当初のメンタルヘルスの「復職支援」では，どちらかというと「病前の状態に等しく回復している」ことを前提にした，「復帰」という認識が強かったように感じま

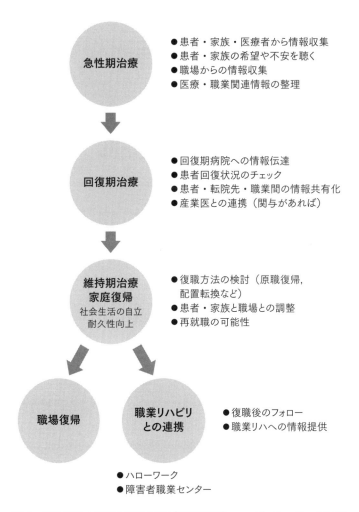

図4　脳卒中リハビリ分野の復職（両立支援）コーディネーターの役割
（労働者健康安全機構, 2017）

す。支援側としては，再発防止が重点課題であるにもかかわらず，本人も無理
を重ねるなどして，再発を繰り返す事例も少なからず見られ，取り組みの難し
さを実感しました。

　治療と仕事の両立支援では，治療の継続を前提に，さまざまな疾患の特徴や，

表3　高次脳機能障害の代表的な症状（東京都心身障害者福祉センター，2016）

1. 注意障害	例：すぐに飽きる，外部の刺激が気になって集中できない
2. 遂行機能障害	例：一日の予定を立てられない，料理の手際が悪い
3. 記憶障害	例：数日前の出来事を思い出せない，約束を忘れる
4. 失語症	例：言葉がうまく話せない，理解できない
5. 半側空間無視	例：おかずの左半分を残す，左側の柱によくぶつかる
6. 地誌的障害	例：よく道に迷う，地図が読めない，自宅内でトイレを間違える
7. 失認症	例：櫛を見ても何に使うのかわからない，歯ブラシで髪をとかす
8. 半側身体失認	例：麻痺している上下肢に注意が払われない
9. 失行症	例：お茶のいれ方を忘れてしまった
10. 社会的行動障害	
①抑うつ状態	例：気分が落ち込みがち，ひきこもり
②幻覚妄想	例：現実にはないものが見える，聞こえる
③興奮状態	例：ささいなことで興奮する
④意欲の障害	例：やる気がない
⑤情動の障害	例：暴言，暴力，衝動的
⑥不安	例：心配ばかりしている，何かを怖がっている
⑦その他	例：特定のものにこだわりが強い

個別性を勘案して，復帰後の「働き方」を根本から見つめ直すという視点に重きが置かれているのではないでしょうか。働き方改革は「柔軟な働き方」を創出する機会となり，働く人の健康確保に力点が置かれていますが，両立支援は「長く付き合う病気」を抱えながら，いかにして能力に応じた働き方ができるかを，オーダーメイドでデザインしていくことが，その役割だと考えます。例えば，治療の経過によっては，身体機能の低下や業務遂行に支障が出る状況に対して，就労の可能性を模索していく支援です。

　両立支援コーディネーター【参照】次項】は，職域の産業保健スタッフが担うこともあれば，医療機関や外部機関の専門職が担うこともあります。心理職やソーシャルワーカーが中心とはなりますが，所属機関での役割と，両立支援コーディネーターとしての役割との間で，葛藤を経験することもあります（表4）。

表4　両立支援コーディネーターに求められる基本的スキルと知識

1. マネジメントスキル 　連携におけるケアマネジメントの視点，対象者や関係者間の連携が円滑に進む 　ための信頼関係の構築など
2. 労働関係法令の知識 　労働契約，就業規則や労務管理
3. 社会資源の活用 　医療，年金，介護等の社会保険，障害者支援，各種補助制度など

◉文献

国立がん研究センター　がん情報サービス（https://ganjoho.jp/public/index.html ［2021
　年4月27日閲覧］）

国立がん研究センター　がん情報サービス（n.d.）がん相談支援センターを探す（https://
　hospdb.ganjoho.jp/kyotendb.nsf/xpConsultantSearchTop.xsp ［2021年4月27日閲覧］）

厚生労働省（n.d.）がん検診の種類．（https://www.mhlw.go.jp/stf/seisakunitsuite/bun
　ya/0000059490.html ［2021年4月27日閲覧］）

厚生労働省（2016）事業場における治療と仕事の両立支援のためのガイドライン．p.29.

厚生労働省（2018）がん対策推進基本計画（平成30年3月）．（https://www.mhlw.go.
　jp/file/06-Seisakujouhou-10900000-Kenkoukyoku/0000196975.pdf ［2021 年 4 月 27
　日閲覧］）

厚生労働省（2019）平成29年（2017）患者調査の概況．（https://www.mhlw.go.jp/
　toukei/saikin/hw/kanja/17/index.html ［2021年4月27日閲覧］）

小山文彦（2020）メンタルヘルス不調者に対する復職面接と社内連携．産業精神保健
　28；194-199.

西田俊明，坪井正博，坂本はと恵ほか（2017）仕事とがん治療の両立お役立ちのノー
　ト──働く世代のあなたに．平成29年度厚生労働科学研究費補助金がん対策推進
　総合研究事業「働くがん患者の就労継続および職場復帰に資する研究」．（https://
　www.mhlw.go.jp/content/000506257.pdf ［2021年4月27日閲覧］）

労働者健康安全機構（2017）脳卒中に罹患した労働者に対する治療と就労の両立
　支援マニュアル（平成29年3月）．p.4（https://www.johas.go.jp/Portals/0/data0/
　kinrosyashien/pdf/bwt-manual_stroke.pdf ［2021年4月27日閲覧］）

東京都心身障害者福祉センター（2016）高次脳機能障害者地域支援ハンドブック改訂
　第3版．

3. 両立支援に関する制度

◼ 両立支援コーディネーター基礎研修

　2012年8月に厚生労働省の治療と職業生活の両立等の支援に関する検討会において,「治療と職業生活の両立等の支援に関する検討会報告書」(厚生労働省, 2012) が示されました。これにより, メンタルヘルス対策においてすでに実施されていた「心の健康問題により休業した労働者の職場復帰支援の手引き」を参考に, 他の疾病全般を対象とした両立支援への理解や整備が進んでいきました。2016年2月には,「事業場における治療と仕事の両立支援のためのガイドライン」(厚生労働省, 2016) が作成され, 産業保健ではさらに両立支援への具体的対応が示されました。両立支援コーディネーターの養成研修は2015年から始まりましたが, この実績をもとに, 2017年「働き方改革実行計画」(首相官邸 働き方改革実現会議, 2017) で, 社会的に両立支援をサポートする仕組みを構築するために「両立支援コーディネーター」の養成等の必要性が示されました。翌2018年3月に「働き方改革実行計画を踏まえた両立支援コーディネーターの養成について」の通達が出され, この養成講座の具体的な研修内容が定められました。通達の中で,「両立支援コーディネーターは, 支援対象者に寄り添いながら継続的な相談支援等を行うことがその機能として期待されることから, 事業場の人事労務担当者や産業保健スタッフ, 医療機関の医療従事者又は支援機関等が担うことが想定され, それぞれの立場において支援の方法は異なる」と書かれています。この研修は, 独立行政法人労働者健康安全機構が主催で, 都道府県単位で開催されています (図5)。

　現在, 労働者健康安全機構が「がん, 糖尿病, 脳卒中, メンタルヘルス」の疾病4分野についての「治療と就労の両立支援マニュアル」を作成し, 研修での周知を図っています (同機構ホームページよりダウンロード可能)。4分野に分かれてのマニュアルは, 共通部分もありながら産業保健の実務で使用する書式なども明示されており, 各疾病の両立支援の事例や, 疾病ごとのアセスメントにおいて, 指標となる留意点も細かく記載されています。心理職としては, 心理的な評価に関与することは当然ながら, 疾病別の症状への理解や個別性を

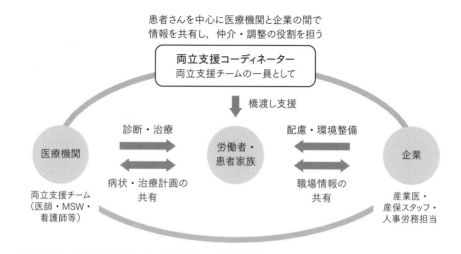

患者さんを中心に医療機関と企業の間で
情報を共有し，仲介・調整の役割を担う

両立支援コーディネーター
両立支援チームの一員として

橋渡し支援

医療機関　　　診断・治療　　　労働者・　　　配慮・環境整備　　　企業
　　　　　　　　　　　　　　　患者家族

両立支援チーム　病状・治療計画の　　　　　職場情報の　　　産業医・
（医師・MSW・　　共有　　　　　　　　　　共有　　　　　産保スタッフ・
看護師等）　　　　　　　　　　　　　　　　　　　　　　　人事労務担当

【目標】
職場復帰や治療と仕事の両立を希望する患者（労働者）の同意を得た上で，治療や業務等
の状況に応じた必要な配慮内容やその見通しを整理して，本人に提供する「両立支援コー
ディネーター」の配置と養成。

図5　治療と仕事の両立支援体制の確立（労働者健康安全機構, n.d.1）

常に念頭において，支援をしていくことが大切です。また，多職種との連携に
おいては，問診票や調査票の活用についても，主体的に提案ができるようにし
ていきましょう。
　両立支援コーディネーター基礎研修プログラムは，「労務管理に関する基本的
知識」や「両立支援のためのコミュニケーション技術」などの8科目で構成さ
れており，現在は1日の集合研修です。受講対象者は，医療機関に勤務する医
療従事者，企業等において両立支援に携わる者となっており，2018年度末で，
受講者数は全国で2,300名強となっています。

❷ 助成金制度

　厚生労働省の産業保健活動総合支援事業の一環として，労働者健康安全機構
では，2015年度より「ストレスチェック助成金」事業が開始されたのを機に，
治療と仕事の両立支援や産業保健活動に関する各種助成金制度が展開されてい
ます（労働者健康安全機構，n.d.3）。表5にまとめますので，どのような助成が
受けられるのかチェックしてみてください。

◉文献

厚生労働省（2012）治療と職業生活の両立等の支援に関する検討会報告書（平成24年
　　8月8日）．（https://www.mhlw.go.jp/stf/houdou/2r9852000002h4m5-att/2r9852000
　　002h4nv.pdf［2021年4月27日閲覧］）

厚生労働省（2016）事業場における治療と職業生活の両立支援のためのガイドライ
　　ン（令和3年3月改訂版）．（https://www.mhlw.go.jp/content/11200000/000780068.
　　pdf［2021年4月27日閲覧］）

小山文彦，加島佐知子，亀田美織ほか（2017）労働者健康安全機構『復職（両立支援）
　　コーディネーター基礎研修』の課題と意義．日職災医誌 65；102-106.

労働者健康安全機構（n.d.1）両立支援コーディネーターの養成．（https://www.johas.
　　go.jp/ryoritsumodel/tabid/1015/Default.aspx［2021年4月27日閲覧］）

労働者健康安全機構（n.d.2）治療と就労の両立支援マニュアル（がん分野，糖尿病分
　　野，脳卒中分野，メンタルヘルス分野）．（https://www.johas.go.jp/ryoritsumodel/
　　tabid/1790/Default.aspx［2021年4月27日閲覧］）

労働者健康安全機構（n.d.3）産業保健関係助成金．https://www.johas.go.jp/sangyou
　　hoken/tabid/1944/Default.aspx［2021年10月22日閲覧］

首相官邸 働き方改革実現会議（2017）働き方改革実現計画（平成29年3月28日）．
　　（http://www.kantei.go.jp/jp/singi/hatarakikata/pdf/honbun_h290328.pdf［2021年4
　　月27日閲覧］）

表5　2021年度の産業保健関係助成金（労働者健康安全機構, n.d.3）

助成金名	コース	助成の概要
事業場における労働者の健康保持増進計画助成金		事業場における労働者の健康保持増進のための指針（THP指針）を踏まえて「健康保持増進計画」を作成し，その計画に基づき「健康測定」や「健康指導」，「研修等」を実施した際に助成を受けることができる
治療と仕事の両立支援助成金	環境整備コース	労働者の傷病の特性に応じた治療と仕事の両立支援制度を導入または適用した場合，費用の助成を受けることができる
	制度活用コース	
ストレスチェック助成金		小規模事業場が，医師と契約してストレスチェックを実施した場合，費用の助成を受けることができる
職場環境改善計画助成金	事業場コース	ストレスチェックの集団分析結果を活用して「職場環境改善計画」を作成し，実施した場合，助成が受けられる
	建設現場コース	建設業の元方事業者が，建設現場でストレスチェックの集団分析結果を踏まえ，専門家による指導に基づき職場環境の改善をした場合に，指導費用の助成を受けることができる
心の健康づくり計画助成金		メンタルヘルス対策促進員*の助言・指導を受けて「心の健康づくり計画」を作成・実施した際に助成が受けられる
小規模事業場産業医活動助成金	産業医コース	小規模事業場が産業医・保健師と契約して産業保健活動を実施した場合，助成を受けることができる
	保健師コース	
	直接健康相談環境整備コース	
副業・兼業労働者の健康診断助成金		副業・兼業労働者の定期健康診断の費用の助成を受けることができる（年齢や労働時間による条件あり）

* メンタルヘルス対策促進員：さまざまな事業場でメンタルヘルス対策を担当した実務経験を持つスタッフ。各都道府県の産業保健総合支援センターに所属しており，衛生管理者や心理職，社労士の資格を持つ者が多い。
**最新の助成金の詳細は，労働者健康安全機構の勤労者医療・産業保健部のホームページで確認してください。

コラム
13

さんぽセンターと地さんぽ

　「産業保健総合支援センター」（通称：さんぽセンター）は，各都道府県に設置されており，事業場の産業保健スタッフ（産業医，産業看護職，産業心理職，衛生管理者，事業主，人事労務担当者等）を対象に産業保健に関する研修や相談等を無料で行っています。

　また，労働者数50人未満の小規模事業場に対する産業保健サービス（法令で定められた保健指導等）は，さんぽセンターの地域窓口である「地域産業保健センター」（通称：地さんぽ）が無料で行っています。

　運営は，厚生労働省が所管する独立行政法人労働者健康安全機構です。先述した助成金の申請や両立支援コーディネーターの研修なども同機構が申請窓口となっています【参照 巻末付録】。

4. 知っておくと役立つ！ 薬の基礎知識

❶ 抗うつ薬

　うつ病では，脳細胞間の情報伝達物質であるセロトニンやノルアドレナリンの減少や，これらの情報伝達物質の受け手である受容体の感受性に問題があるとされています。治療薬としては，これまで三環系および四環系抗うつ薬が主に使われてきましたが，これらにはいくつかの問題点が指摘されています。三環系抗うつ薬では，抗コリン作用による便秘，口渇，排尿障害などが比較的高頻度に起こるため服薬しづらいことも少なくなく，また，四環系抗うつ薬は，副作用は少ないものの効果が十分でないという問題点があります。

　そこで，これらの問題点を解決するために開発されたのが，SSRI（selective serotonin reuptake inhibitor：選択的セロトニン再取込み阻害薬）とSNRI（serotonin noradrenaline reuptake inhibitor：セロトニン・ノルアドレナリン再取込み阻害薬）です。SSRIは，セロトニンの再取込みを選択的に阻害することで脳細胞間の情報伝達を改善する薬です。抗コリン作用による口渇，便秘，排尿障害などが少なく，起立性低血圧や眠気等の副作用も少ないため高齢者や身体疾患を持つ人にも使いやすく，また心臓への毒性も極めて弱いので，自殺目的で大量に服用しても致死的になりにくいという利点があります。うつ病に対する効果も三環系抗うつ薬に劣らないとされています。また，SSRIはうつ状態以外に強迫神経症やパニック障害などにおける不安状態など幅広い病態に有効であり重篤な副作用もないことから最近では精神科専門医以外の医師によっても多く処方されるようになっています。

　SNRIは，セロトニンとアドレナリンの両方の再取り込みを阻害することで脳細胞間の情報伝達を改善します。SNRIは，口渇や便秘，排尿障害などの抗コリン作用や眠気，心臓への毒性などの副作用はSSRIと同様に軽く，SSRIに比較的多く認められる消化器系副作用も少なく，性機能障害もほとんど認められません。他の薬との相互作用もSSRIより少ないため，すでに他の薬を内服していても併用しやすいという利点もあります。また，うつ病以外にも身体の疼痛にかかわる神経回路への働きから疼痛緩和に有効なものがあります。また，最近

登場したNaSSA（noradrenergic and specific serotonergic antidepressant：ノルアドレナリン作動性・特異的セロトニン作動性抗うつ薬）は，脳細胞間のノルアドレナリンやセロトニンを増加させることで抗うつ効果を発揮します。

　以上，最近ではSSRI・SNRI・NaSSAなどの新しい抗うつ薬が多く使われるようになり，その効果や副作用の少なさなどの利点が，うつ病治療に大きく貢献しています。ただ比較的最近知られるようになった副作用に，セロトニン症候群というものがあります。これは，抗うつ薬（とくにSSRI・SNRI・NaSSAなどのセロトニン系の薬物）等を服用中（主に開始時や増量時）に，強い不安，イライラ感，興奮などの精神面の変化や手足の震え，こわばり，発汗，発熱，下痢，頻脈などが見られる状況で，ごくまれに横紋筋融解症や腎不全などの重篤な結果に陥ることもあるため，早めに主治医に相談することが必要です。

主な抗うつ薬（［　］内は製品名）

- SSRI：フルボキサミン［デプロメール，ルボックス］，パロキセチン［パキシル，パキシルCR］，セルトラリン［ジェイゾロフト］，エスシタロプラム［レクサプロ］
- SNRI：ミルナシプラン［トレドミン］，デュロキセチン［サインバルタ］，ベンラファキシン［イフェクサーSR］
- NaSSA：ミルタザピン［リフレックス，レメロン］
- セロトニン再取り込み阻害・セロトニン受容体調節剤：ボルチオキセチン［トリンテリックス］

❷ 抗精神病薬

　抗精神病薬には，定型抗精神病薬（従来薬）と非定型抗精神病薬（新規抗精神病薬）の2種があり，主に統合失調症や妄想性障害の治療に用いられています。非定型抗精神病薬は，1980年代後半より導入され，現在では統合失調症治療の第一選択薬となっています。定型抗精神病薬は，脳内の過剰なドーパミンの働きを抑制することで，幻覚や妄想に対する効能を発揮します。非定型抗精神病薬は，ドーパミン以外のいくつかの神経伝達物質に対しても選択的に働くため，幻覚，妄想だけでなく，無気力，感情鈍麻といった陰性症状や認知機能

の改善にも有効とされています。このため，うつ病を含む気分障害などにも処方されていることがあります。定型抗精神病薬（従来薬）に比べて，手の振戦（ふるえ）など錐体外路症候や過鎮静といった副作用が少ないとされています。

主な非定型抗精神病薬（[ ] 内は製品名）

- SDA：リスパダール［リスペリドン］，インヴェガ［パリペリドン］，ロナセン［ブロナンセリン］，ルーラン［ペロスピロン］
- MARTA：ジプレキサ［オランザピン］，セロクエル［クエチアピン］，クロザピン［クロザリル］
- DSS：エビリファイ［アリピプラゾール］
- SDAM：レキサルティ［ブレクスピプラゾール］

❸ 抗不安薬・睡眠導入剤

抗不安薬の代表的なものはベンゾジアゼピン系薬物であり，抗不安作用，催眠作用，筋弛緩作用などを有しているものです。これらのうち，基本的に不安作用が強いものは抗不安薬，催眠作用が強いものは睡眠薬（睡眠導入剤）と呼ばれています。不安障害の薬物療法においては，近年ベンゾジアゼピン系抗不安薬だけでなく，SSRI（選択的セロトニン再取り込み阻害薬）などの抗うつ薬も多く使用されるようになってきています。治療と仕事の両立支援に際しては，各抗不安薬の作用時間に注目し，眠気や注意力低下など就労に支障を来たす可能性のある副作用について留意，確認するほうがいいでしょう。

主なベンゾジアゼピン系抗不安薬（[ ] 内は製品名）

- 短時間型：クロチアゼパム［リーゼ］，エチゾラム［デパス］，トフィソパム［グランダキシン］
- 中間型：ロラゼパム［ワイパックス］，アルプラゾラム［ソラナックス／コンスタン］，ブロマゼパム［レキソタン］
- 長時間型：ジアゼパム［セルシン／ホリゾン］，クロナゼパム［リボトリール／ランドセン］，クロキサゾラム［セパゾン］
- 超長時間型：ロフラゼプ酸エチル［メイラックス］，フルトプラゼパム［レ

スタス]

主な睡眠薬（[　] 内は製品名）
- 非ベンゾジアゼピン系
  超短時間型：ゾルピデム［マイスリー］，ゾピクロン［アモバン］，エスゾピクロン［ルネスタ］
- ベンゾジアゼピン系
  超短時間型：トリアゾラム［ハルシオン］
  短時間型：ブロチゾラム［レンドルミン］，ロルメタゼパム［エバミール／ロラメット］，リルマザホン［リスミー］，フルニトラゼパム［サイレース／ロヒプノール］
  中間型：エスタゾラム［ユーロジン］，ニトラゼパム［ベンザリン／ネルボン］
  長時間型：クアゼパム［ドラール］
- メラトニン受容体作動薬：ラメルテオン［ロゼレム］
- オレキシン受容体拮抗薬：スボレキサント［ベルソムラ］，レンボレキサント［デエビゴ］

❹ 注意欠陥・多動性障害（AD/HD）治療薬

　AD/HD の主な症状には，不注意，多動，衝動性がありますが，その併存する情緒的障害（抑うつ，不安，易怒性など）に対して，抗うつ薬，抗不安薬，抗精神病薬などが併用される場合もあります。現在，不注意，多動などの主症状に対する治療薬には以下のものがあります（[　] 内は製品名）。

- メチルフェニデート［コンサータ］，アトモキセチン［ストラテラ］，グアンファシン［インチュニブ］，（小児向け）リスデキサンフェタミン［ビバンセ］

第11章

ケースワーク

　本章では，実際に産業保健の現場で心理職が活躍する場面をいくつか紹介します。

　解決プロセスや多職種連携のコツ，傾向，対策についての解説，そして成功例だけでなく，失敗例とその分析など，実践的な内容を盛り込みました。ぜひ参考にしてください。

　なお，各事例は個人情報保護のため，症例の主旨に影響しない範囲で改変を加えています。

事例1.　社内の健康相談を行うケース

　初回面談（インテーク）の場面では，主訴を聞き取りその後の支援の方向性を考えながら，話を聞くことが重要です。

●背景（産業保健体制）

　従業員約3,000人の食品製造業。本社の健康管理室には，産業医1名，保健師2名，非常勤で公認心理師1名が配置されている。

　心理師は，産業保健に初めて従事し2年目と経験が浅いが，メンタルヘルス相談の担当として，週2日勤務している。

●当事者の概要

20代男性（入社3年目）・本社の事務職

●相談内容

　男性の所属する営業管理部は，管理職を含めて20名ほどが在籍している。管轄地域の毎月の売上管理から新商品の企画まで，業務範囲は広く，外部との渉外も多い部署である。男性は入社以来ここに配属されているが，仕事のやりがいも感じていて，充実している。

　しかし，3年目となったこの春，直属の上司が変わり，仕事の進め方などで悩むことが多くなった。以前の上司は，細かく指示を出してくれて，「どうなった？」と，上司から声をかけてくれたり，進捗確認をしてくれたりすることも多く，とても助かっていた。一方，今の上司は，「もうわかっているでしょ？」という感じで，自分が担当している仕事に対して，具体的な指示が少なく，悩んでも，相談するのも躊躇してしまう。

　先日，社内の会議において，急に意見を求められ，うまく返答できなかったこと，事前に資料を作成していないことを，会議の場で叱責された。資料については，事前に指示がなかったばかりではなく，今までの仕事ぶりについても，否定的な発言があり，その日から，とても落ち込んでしまい，上司の顔を見るのも嫌だなと思ってしまう。今日は，上司が朝から外出をしているため，ようやく出勤したが，デスクにいるのも落ち着かない。ふと，健康診断時に相談室の案内をもらい，何かあれば行ってみようと思っていたことを思い出し，相談を希望した。

●相談のポイント：新しい上司との「人間関係」

　以前の上司は「面倒見のよいタイプ」で，それぞれの部下の特性を知り，フォローを欠かさないように気配りがあったため，本人も安心して仕事ができていた。しかし，新しい上司は，どちらかというと「放任タイプ」で，対応に戸惑いを感じてしまい，信頼構築に至らず，本人には大きな葛藤が生じている。

●インテークとしての支援の見立て

・上司とコミュニケーションが取れないままでは，今後，業務上もさらに支障を来たす可能性があること
・現在の心身の健康状態の把握
・放任タイプの上司と，どのように付き合えばよいのか

• 上司以外にも相談できるメンバーはいるのか

●取り組みの方法

　本人の希望を聞き，継続的な相談を行うことになった。ストレスとなる要因は，本人も認識しており，人間関係に焦点を当て，心理的支援を行うことになった。主な経過として，以下の3点への取り組みを支援した。

　　①具体的な場面を想定し，上司への相談方法について考えてみる
　　②上司が叱責した事柄については，自分のできていること，できていないことを振り返ってみる。
　　③過去の上司を好意的に感じる理由と，新しい上司を苦手に感じる理由を考えてみる。

●結果

　上司などの職場のメンバーが変わることに起因する人間関係の悩みは多い。今回の相談は，比較的早期の来談となったため，心理情緒的支援を中心に，対人面における自己理解を深めることができた。

　本人にとっては，入社後から比較的恵まれていた環境だったことを再認識し，その後，新しい上司とも，コミュニケーションを深めていく中で，本人をとても評価している点などがわかり，不安が解消されていった。

　身体症状については，ストレス対処法などを伝え，セルフチェックなどを行い，早めに医師などに相談することを提案したが，結果として受診には至っていない。

事例2. 上司・管理職・人事・産業保健スタッフと連携したケース

面談へのアプローチの方法や，残業などに伴う，職場環境の把握など，個別対応をしながら，職場環境へ働きかけることもあります。

● 背景（産業保健体制）

従業員約1万人の情報サービス業。雇用形態は，常勤，非常勤などさまざまで，平均年齢は30代前半と，若手が多い。本社には，専属産業医4名，保健師6名，公認心理師4名が常駐する健康相談室を設置している。

● 当事者の概要

上司A・42歳，部下B・32歳，ともに人事情報サービスを専門に扱う部署内で，同じチームで働いている。

● 相談内容

上司Aは，自身の保健指導を受けた際，担当の保健師から職場での心配事などのヒアリングを受けた。Aの部署では，3カ月前からのシステム改修に伴い，システムトラブルが相次ぎ，職場全体が残業気味であること，A自身も帰宅が遅くなり，睡眠不足を自覚しているとのことであった。また，直属の部下Bについても，仕事の負荷は明らかであり，管理職Cとも相談してはいるが，このところ朝の遅刻なども目立ち，体調面を心配している。健康相談室で，本人から話を聞いてもらうことはできないか，というものであった。

保健師からの情報提供を受けて，産業保健スタッフ間で，Bとの直接的な面談の機会を設けることについて，話し合いをした。まずは，人事担当者に相談し，この部署の残業時間の調査を依頼することになった。また，管理職Cにも，Aからの相談内容を受け，Bへの働きかけをお願いすることにした。CがBと面談をした結果，本人も仕事の負荷を自覚しており，健康相談室への来談については同意を得たとの報告があった。

これを受けて，公認心理師は，Bとの面談を行うことになった。

Bの話では，睡眠不足のみならず，日中もぼーっとして，仕事が手につかず，残業をしても，仕事が捗らない現状に，焦りを感じていること。最近は，動悸などを感じ，頭が真っ白になるような気がするとのことであった。

　また，健康相談室には，人事担当者から残業時間についての報告があり，Bについては，この2カ月の残業時間が，30時間以上となっていることがわかった。産業医との面接指導等については保健師の担当であるため，Bとの面談を通して，保健師への連携も検討することになった。

●支援のポイント

　相談に至るきっかけは，本人が希望するものはもとより，上司や管理者からの相談，人事担当者や家族からの相談など，さまざまなルートがある。また，産業保健活動においては，健康診断やストレスチェック，その事後措置など，幅広い面談を実施している。

　周囲の関係者から相談が寄せられた場合，まず，本人へのアプローチをどのようにするのか，最初の導入において，慎重に進める必要がある。Bの面談への動機づけが，管理者からなされて，スムーズに相談室への連携につながった事例である。

　このケースでは，部署全体の残業傾向の把握をし，職場環境改善に向けて，産業保健スタッフとの連携などがみられる。まさしく「チーム」連携により，個別相談のみならず，職場環境改善までを視野に入れた対応事例である。

●経過と結果

　公認心理師との面談により，ストレス反応の状態を把握することができ，医師の面接指導へと進むことになった。医師より，まずは，定時退社により生活時間の改善を目指すこと，また業務については，上司や管理職とのヒアリングを行い，業務サポートの人員を確保するなどの措置が取られていった。保健師は，引き続き，上司Aとの保健指導などから，業務が改善されていく状況を把握していった。公認心理師としては，Bと継続した相談を行い，ストレスコーピングなど，セルフケアを中心とした心理的支援を行った。

事例3. 主治医, 外部EAPと連携するケース

●背景（産業保健体制）

　従業員約2,000人のサービス業。産業保健スタッフは, 常勤産業医1名, 保健師2名, 心理職1名という構成になっている。

　心理職は, 産業医・保健師からの依頼や, 管理監督者から部下の対応に関する相談などの申し込みによりメンタルヘルス相談を行っている。また, 産業保健スタッフの一員として, ラインケア・セルフケアの健康教育も企画実施する。

●当事者の概要と主訴

男性・50代後半・一般職

家族構成：妻と子

主訴：イライラが止まらない, 転勤した先での専門用語がわからない, 保健師より紹介された

背景：数年前, 会社の合併により以前担っていた役職名が見直しになり, 一般職扱いになってしまった。「降格された」という悔しい思いが募り, どうしようもない憤りの気持ちがわいてくるようになった。今の年齢では, 今後の出世も難しいと感じている。さらに転勤後, 仕事のストレスに加え, 生涯賃金を計算し「役職についていたならば」の差を大きいと感じた頃からイライラが増え, 人が乗っていないエレベーターの中で壁を蹴ったり, 大声を出すようになった。今のところ職場では自制できているという。

　また, 会社とは別に自分の居所として熱心に社会貢献活動（Corporate Social Responsibility：CSR活動）をしていたが, 任期も終了となり次の道筋は見えていない。

家族のサポート：妻は住宅ローンや子どもの受験のために家計を切り詰めようと思うあまり, それ以外のために使うお金を渋る。また, 子どもは父がなぜ出世しないのか, 親族の出世を引き合いに「かっこ悪い」と発言したこともあり, 厳しい状況だった。

●業務状況

　転勤先の業務は，今までと比べて量が多いわけでもなくほぼ定時で退社できる。単純な仕事という思いはあるが，専門用語が多くその業界特有の用語を使うためなかなか覚えられない。何より同じチームの自分より年上の再雇用の社員が，休日の趣味を楽しそうに話すのを聞くと「なんで自分が」と感じる。業界用語については教えてくれるが，そう何回も聞けないと話す。

●主治医との連携

　面接の過程で医療受診を勧め，自宅近くの精神科で継続的に投薬治療を受けている。診断名は丁寧に主治医から説明を受け，納得している。休業は現時点で必要なく，診断書は職場に提出していない。主治医から，職場のことがわかっている心理職との定期的面接を勧められた。心理職は，面接時に主治医の方針を当事者から確認し，方向性を同じとした。

●外部EAPとの連携

　この会社ではメンタルヘルス対策の強化を図るため外部EAPとも契約している。しかしながらカウンセリングの年間の回数が限られており，それ以降は有料となる。当事者も外部EAPを利用したこともあるようだが，妻が経済的な状況から利用を認めてくれないと話し，外部EAPから引き継ぐ形で社内心理職がフォローを継続した。

●支援のポイント

　合併による人事制度変更により役職や社会的な役割を失うというステータスの喪失と，定年退職が視野に入ってきた状況にある従業員への支援を行う。また青年期から持ち続けた発達課題が背景にあると考えられたため，葛藤に寄り添い課題の整理や棚卸しをともに考える。

●支援・取り組みの方法

　面接申し込みに対し，職場の状況や当事者の性格特徴を捉えて面接の時間や枠組みを設定。学生時代の失敗体験を乗り越えるためのキャリア形成への努力やプライドを認める。

迂遠な思考パターンの悪循環が語られ始めたら，付き合いながら止まる方法をともに考える。

絶対に休業したくない気持ちに寄り添う。

● 産業保健スタッフとの連携

当事者の所属部署を担当する保健師や産業医と連携し，職場環境を含めて業務への影響や休みの増減などの確認をお願いし情報共有した。さらに休業や配慮が必要になったときのために職場との連携方法を事前に検討した。

● 苦慮したこと・工夫したこと

当事者は，翌月の面接スケジュールが会社から通知されるとすぐに申し込んでくる。最初は都合に合わせて対応していたが，面接時間の延長がみられてきた。延長を認めてしまうと「職場を離れていたい」という隠れた気持ちを助長させてしまうため，面接対応は就業時間の終了時刻の最終枠とし，定時に終了できるよう合意した。

● 経過と結果

当初の面接では，怒りや嗚咽といった感情失禁の場面も見られていた。特に面接当日の職場の出来事に気持ちが左右されるとそのことに固執する傾向がみられていたが，次第に事前に出来事や気持ちを整理したノートを作成しそれをもとに語ることができるようになった。

事例4．復職支援に関わったケース

● 背景（産業保健体制）

職員約950人の大学病院。産業保健スタッフは，産業医2名，アドバイザー（精神科専門医）1名，心理職1名，兼任事務員2名という構成になっている。

心理職は，嘱託契約で職員相談にほぼ専従しつつ，外来を兼務する。本人の裁量により勤務時間・内容を調整することが可能になっている。

● 当事者の概要と主訴

20代前半・女性・看護職スタッフ

相談内容：新卒で入職し，働き出したもののうまくいかない。職場内での人間
　　関係になじめず，孤立した感じも否めない。職務内容についていけず，勉強
　　や体力の回復が追い付かない。

　　このケースは，本人が意図しない形で「職務での能力が発揮できない」と
周囲から評価され，その事態を収拾できないことから「先輩・上司との関係
が悪化」した。本人は必死に改善しようとするが，その方法も職場風土にとっ
てふさわしいものではなく，より険悪な関係となる。その結果，出社恐怖に
つながったため，本人希望で通常相談が開始され，社会通念に沿った対応方
法やコミュニケーションの作法を伝え，適応する手段を探った。しかし，不
安が増大し身体症状も表出し，「退職したい」と毎回訴えるようになったた
め，休職勧奨となる。

● 介入・支援・取り組みの方法，ポイント

　　施設では，従来，休復職は当事者と所属部署管理者の合意で行われてきた経
過があり，「各人の都合・各部署の裁量に頼る」方式をとっていた。しかし，多
くのケースが「早く戻りたい，戻したい」という焦燥感から復帰となり，結果，
再休職という流れも少なくなかった。そこで，改善案として，復職支援に携わ
るチームを編成し，施設内で統一のルールに則って支援を行う方式を提案し，
試みた。

　　実際には，精神科専門医であるアドバイザーからの提案で，休職の段階で十
分に療養をさせること，復職に至るまでに十二分な復職準備（心身・職務に対
応できる能力）をして再休職・退職につながらないことを主眼に，どのような
状態に至ると復帰できるかを「生物心理社会モデル（bio-psycho-social model：
BPSモデル）」に当てはめて各ステップを明確化し，その日程が目視できるシス
テムが用いられた。BPSモデルの導入により，施設内で不明確だった復職基準
を「医学的（生物）・心理学的（心理）・社会的（社会）」の各視点から明確化す
ることができ，当事者と支援者が基準に基づいて動く状況がつくり出された。
"生物"面では「睡眠・覚醒リズム，体調全般，注意集中，活動性等」を，"心
理"面では「気分，全般的意欲，就労意欲，不安緊張等」を，"社会"面では

「対人関係，職場帰属意識，労働契約，保険等」について注目し，本人と支援者の全員で共有し進めたことが，従来方法から大きく変化したポイントとなった。

●苦慮したこと・工夫したこと

　もっとも工夫したことは，復職支援をプログラム化・システム化し，休んでから復職するまでの「全体の流れ」を各担当者・該当者に可視化することであった。医療機関内で行う休復職支援の難しさは，上司・部下ともに医療従事者（事務部を除く）のため，心身の不調について専門的な・シビアな視点になりがちである。そもそも「心身の不調は露呈させず本人の中にとどめるべきもので，本人の管理不足にほかならない」という厳しい認識があったり，やや「不合理な信念」にまで進んでしまった不調者の現状とはかけ離れた高水準の要求すら，時には見受けられたりした。そこから，先走った判断や，不調・未調整を秘匿したまま本人が復帰する（またはさせる）状況に至っていたため，その解決案として，上記の工夫は必須であった。

　苦慮したことは，管理者の方々から不調な部下を“任せていただく”ための土壌づくりであった。前述のように，心身不調者を生み出すことは管理者にとっても「失態」と認識するため，周囲に相談しづらく，ついつい抱え込みがちであった。そこで，院内での職員教育の機会を通じて「不調者の支援を相談室へ移譲することは何の問題もなく，不調者が出ること＝部署が悪いとは言えないこと」，「復職支援システムの有用性」，「相談室が引き受ける必然性」，「個々の裁量による支援が管理者の方々の過重労働となること」を当事者や管理者の立場から繰り返し説明し，不調者が相談室へ立ち寄りやすい風土を醸成していった。

●経過と結果

　当事者は，生活を整える「自主トレーニング（生活リズム表への記入）」期→通勤という行為に慣れる「通勤訓練（通勤と施設内での短時間滞在）」期→職場内に慣れる「トライアル出勤（職場内での軽作業）」期を経て，復帰判定（産業医による判定と復職支援グループによる合意）に臨み，復帰判断を確認する「安定就労に向けた観察・面接」期間を終えて復帰した。この期間は最低でも1カ月半あり，必要に応じて各段階を延長するなど「安全・確実な復帰」を目指したため，復帰後に再休職へつながるケースが生まれづらくなり，また，復帰部

署での定着が確保されやすい結果につながった。今後，よりブラッシュアップされていくことが望まれるプログラムである。

◉文献

小山文彦，荒井稔（2021）シンポジウムⅤ：医療従事者（医療機関勤務者）の働き方とメンタルヘルス．産業精神保健 29；238-240．

事例5. 社内のメンタルヘルス対策に関する取り組みや，研修・教育を行う場面で活躍したケース

　ここでは，研修・教育を行った例について紹介をします。複数の施設で同様の取り組みがあったことから，それらを統合・抜粋し「事例」としました。日常の相談・対応が重要であることはもちろんなのですが，担当者はどのような人で，どのような知見や技術を持っているのか等が見えることで，より多くの相談依頼や，安定した相談室運営につながります。研修・教育にも，ぜひ，取り組んでみてください。

●背景（産業保健体制）

　数カ所の施設を展開する，従業員1,000～2,000名程度の医療機関。産業保健スタッフの構成は，産業医2名，保健師2名，心理職1名，専従事務員1名，兼務事務員1名となっている。しかし施設によっては，産業保健スタッフとの連携がなく，心理職の一人職場として，独自の活動となる場合もある。心理職は，非常勤職員として総務課に所属し，活動の裁量は本人に任されている状況である。

●当事者の概要

対象：新卒職員（入職1年目～），既卒入職者（他施設での勤務経験があるが当該施設では入職1年目となる転職・再就職職員），低年数職員（入職2年目～3年目），プリセプター初任（1年目職員のマンツーマン支援担当として），主任の初任者，師長全般，職員全般。

求められる演題：コミュニケーション再考（新人職員は獲得，既存職員は再学

習），メンタルヘルス再考（新人職員は自身の気づき，既存職員は周囲・後輩への気づき，既卒入職者は転職直後の心理状態の振り返り），教育方法（プリセプター・主任・師長向け，職員全般を対象としたもの），モチベーションの上げ方（プリセプター・主任・師長向け，職員全般を対象としたもの），発達各期の理解（管理者・教育担当者向け，特に青年期～成人期前期）など。この他に，個別部署からの特定の依頼（看護研究など）もある。

●介入・支援・取り組みの方法，ポイント

　介入に当たっては，基本的に心理職が教育にも関われることが施設内で認識されていることが必要である。そのために，日頃より施設内の各所・各人と情報交換し，自分が教育にも携われること・携わりたいことをアピールしていった。特に，どのような分野が得意か（例えば，パーソナリティの形成，ストレスの正しい理解・緩和方法，コミュニケーション理論）も伝え，相手が演題をイメージしやすいよう努めた。実際によくあったパターンとしては，安全衛生委員会後や，たまたま施設内で会った部長・課長から，社内の健康教育の苦労話や部下の問題などを聞いた際に「例えば，このような内容を教えると良いのではないでしょうか？」などと返答するところから，教育機会がひらけていった。その後は，各教育機会に参加した人や，参加者からの紹介で展開をしていった。

　実際に教育に取り組む際には，担当部署とテーマを検討し，その内容・時間などを綿密に練っていった。ポイントは大学の講義のように「知識を紹介する」のではなく，困りごとに合わせて「施設・部署・対象にフィットした内容」を提供することであった。その後の新規相談や新たな教育機会につなげなければならないため，ニーズや対象を熟知するよう情報収集に努めた。

●苦慮したこと・工夫したこと・経過

　以上の取り組みの結果，各施設での既存の教育機会に顔を出せるようになった。具体的には，既存の研修に呼ばれコメントをする機会（5分～15分を担い，心理学の知見から講評），既存の研修に含まれ講義をする機会（30分～60分を担い，研修内容に沿った心理学的講話・演習を行う）であったが，新規の研修を依頼され単独で講義をする機会（60分～120分を担い，研修内容に沿った心理学的講話・演習を行う）も増えていった。

共通する工夫は「翻訳する姿勢」を取ることである。「臨床心理学を学んだ人間」として，どう教育に関わり，施設内でどのような立ち位置（存在）でいるべきかのポイントは，①難しい講義をしない→「◎わかる」「△学ぶ」，②専門家としての主張をしすぎない→まだ心理士は不明な存在，③すべて相手のテリトリーに入って行う→あくまでもお手伝い，の3点であると考えられたため，「わかりやすく，親しみやすい（畏敬されない）コメント」を心掛けるに至り，結果「翻訳」という意識に至った。

　「翻訳」は心理士が持つ専門性を活かした"解釈"と"説明"を指しており，相手（＝他職種の方々）が常識とすること，疑問に感じること，日常で思うことなどのすべてを，相手の言語（＝医療従事者同士で通じ合えるもの）から心理の言語（＝心理士の思考・見解）に翻訳してフィードバックすることを意味する。気づかせるための「解釈」や「洞察」ではなく，わかりやすく「翻訳」することが肝心であり，ある種，映画の翻訳のような意識づけをした。

● 結果

　多くの教育機会に恵まれるようになり，そこに参加する管理職から本人および部下の相談依頼を受けることにつながった。もちろん，新人研修を経て，多くの相談機会にも恵まれていった。

事例6. その他の場面で活躍したケース

● 背景（産業保健体制）

　従業員数60人の訪問看護ステーション（県内10カ所に展開）。産業保健スタッフは産業医のみ。グループ会社内で産業医が契約されていることは知られているものの，相談依頼方法などが不明確なため活用できていない状態にあった。法人内に心理職は不在であり，単回で社内研修に呼ばれた外部講師（臨床心理士）としての立場。

● 当事者の概要

年齢：20代後半〜50代後半

性別：女性9名・男性1名

役職：訪問看護ステーション管理者

相談内容：管理者としてラダー[1]を進めるため，スタッフと対話・面談する際の姿勢や心構え，メンタルヘルスのコツを講義して欲しい。

実施場所：訪問看護ステーション運営会社の本社ビル会議室に参加者が集合し実施。

実施経緯：個人的に職場外から講師依頼を受けた集合研修において，参加者から自身が所属する会社での研修依頼を受けた形。

●介入・支援・取り組みの方法，ポイント

介入：講義形式（プレゼンテーションソフト使用・口頭での説明）

支援：講義後に質疑応答の時間を設けて，個別の質問へ対応することで支援に変えた。

取り組みの方法：プレゼンテーションソフトによる教材を作成し，それをもとに口頭での解説を加えた講義を実施。150分の枠内で質疑応答を含めた講義設定とした。

ポイント：①各自がスタッフから管理者まで成長する中で得てきた知識・技術を振り返りつつ整理することで自己効力感を取り戻すこと，②心理学的知見を提示することで新規の知見や既存の知見との紐づけをすること，以上2点を講義の目的とした。単回での実施のため，質疑応答の時間を多く設けることで，可能な限り疑問点を残さぬようにしたことが有効であった。

　　ポイントとしては，講義内容を依頼者のニーズに合わせたことが大きいと考えている。依頼当初は「新任管理者が大半であることからスタッフへの面談経験がごく少なく，戸惑いがある」ということがテーマだったが，企画開始時点から担当者との検討を重ね，「スタッフのパーソナリティをどう理解するか」，「有効な面接方法＝傾聴技法の紹介」，「スタッフと管理者双方のメンタルヘルス」の3点に集約された。それに対してQ&Aの形式に近い内容構成

---

[1] ラダー：クリニカルラダーやマネージメントラダーと呼ばれる教育方法で，"ラダー（ladder）＝梯子"をのぼっていくように経験年数や職位・役割に応じて徐々に段階を上げた研修を行うシステム。

にしたことが有効なポイントであったと考える。

●苦慮したこと，工夫したこと

　職場内研修のように一定の流れがありその中で教育内容が確立・担保されている状態ではなく，初見の現場であったことから「どこまで知識があり，どこまで伝えるか」について苦慮した。また，職場内で行われる継続的な研修ではなく単回で終了することが想定されたため，①単回の実施で可能な限り伝えきること，②受講者が疑問を残さぬよう内容を組むこと，以上2点にもっとも苦心した。それらを解決する工夫として，研修担当者へ各参加者が困っている事案や状況を事前に聴き取ってもらうことで，受講者に適度で即応した内容を展開することができた。また，教材の構成については「丁寧に解説を加える部分」，「各自が調べることで補完される内容」，「実行しやすいヒント」に分けて，各自の学び・実践に即効性が高いものになるように工夫した。

●結果・経過

結果：先方からは，質疑応答を含めて150分の枠での依頼であったが，質疑応答で60分以上が費やされる結果となった。この結果から，講義が適切であったこと，切迫した問題が山積みで解決に苦慮していることが察せられた。質問の内容は講義内容から派生した「今，困っている事例」を中心に，過去の事例なども含めたものとなったが，ある種「カンファレンス」のような雰囲気となり活発な意見交換が行われた。最終的には，コンサルテーションやスーパーバイズの希望につながり，受講者にとって有効な時間であったことが感じられた。

経過：講義の依頼は本社からのものであったが，講義後は個人的にステーション運営の相談依頼が届くなどに至っている。また，実施した内容から派生した研修や，別研修の構想も打診されるなどに至っている。

●補足：「その他の場面」という位置づけ

　心理職は一定の知見・技術を身につける一方，各自の出身校や養成過程からさまざまな「個性」を持つ状況下にあると考えられる。しかし，職場内でそのすべてを発揮することは困難であり，心理相談と基本的な心理教育に留まりが

ちであるように感じられる。

　しかし，職場内での研修機会に対して積極的に応じ，日常的に投げかけられるさまざまな要求に対応する中で自身の「個性」を少しだけ提示していくうちに，心理職に興味を持ってくれた方々が関係する団体・企業へ招かれて，研修や執筆を行う機会を得ることがある。例えば，筆者の場合は病院勤務であったため，院内の各資格者の県・区・地域の会へ招かれて講義や寄稿を行った。他にも，高校での講話などもあり，幅広い活動の場があると考えている。

　その他の場面を得るためには，各自が所属する職場内で「心理職として何ができるのか」という発信をしておく必要がある。そのためには，日常的に相談室の外での活動が有効であると考えている。

　さて，ここまでの6つの事例では，心理職が職場（事業場）内で重要な役割を担っている具体例が示されました。いずれの場面においても支援者としての心理職が事業場内でその存在と役割を十分知られていることが支援の力を実効的に発揮させる大きな促進剤のようなものになっています。

　次の事例は産業医の経験事例ですが，事業場内の多部門と連携・調整を行う際に，日頃からの双方の信頼関係（ラポール）が成立していたことが，調整，支援の大きな原動力となったと言えるケースです。参考にしてください。

事例7. 医療機関における産業医Kが，職員の疲弊の極みと辞意に関する相談を受けたケース

●背景（産業保健体制）

　地域の基幹総合病院（600床），医療専門職，事務系職員あわせて1,000名ほどが勤務している。常勤産業医2名，保健師1名，心理相談員（公認心理師）1名が健康支援室を運営している。産業医Kは，10年以上の産業保健業務経験があるが，この病院には勤続3年目であり，多職種のスタッフとの面識，日頃からのコミュニケーションが成り立ち始めた頃であった。

●当事者の概要と相談内容

　ある日の夕刻，産業医KのPHSが鳴り，同じ医療機関で働く医師A（50歳代男性）から相談を受けた。これまで著患を知らないが，1カ月以上前から，胸内苦悶と頭重感を自覚し，循環器科を受診したところ，担当医Bから，高血圧と期外収縮の頻発が認められ，労働負荷とストレスが誘因ではないかと指摘され，産業医への相談も勧められた，とのことだった。

　職場要因としては，今春からAの所属する診療科は人員が減り，Aも自ら夜間・休日の当番と当直，しばらく離れていた検査，急患・新患外来枠の増加，実習講義など多様なタスクが増加した。通勤は，満員電車に揺られ片道100分，帰宅しても4時間以下の睡眠が続いていた。

　産業医面談により，過労，ストレス負荷，睡眠不足による心身不調を考え，Aの同意を得て（本人同意の原則），所属長C，健康管理室長Dとも協議し，当面3カ月間の就業上の措置として，時間外労働・夜間帯勤務の制限を行うこととした。しかし，そのためには，以下の状況を慮りながら進めることが必要だった。

●支援のポイント

- 就業上の措置：本人の労働負荷軽減，睡眠確保が第一。
- 次に，どの程度制限するか：Aに当直させない場合の同僚・若手への皺寄せ？当該診療科の機能は保てるか？
- 部署の実状とのすりあわせ，実現可能なギリギリの線を探る。
- そのために，上司にも実状を尋ねる，相談する，説明し，共通理解を得る，依頼し，協力を得る。

　産業医として，これらの作業を円滑に行うためには，いわば「コーディネーター（調整役）としての力」が必要となるが，幸いなことに，勤続3年目のKにとって，医師A・担当医B・所属長C・健康管理室長Dは，皆，信頼し合う医師かつ同僚であり，当該科の若手・研修医とも既知の間柄であった。これが，まだ馴染みが浅い他業種の事業場だったら，こうはうまくいかないだろう，とKは感じ，日頃からの職場内の「顔の見える関係」「（産業保健スタッフとしての）存在を知られていること」の大切さを実感した。

付　録

困ったときは……"お役立ちガイド"

　産業保健に関する情報収集や相談先について，以下に代表的な機関をあげて
おきます。

　産業保健の現場では，「この職場で心理職は自分一人だけ」という場合も少な
くなりません。また，産業医や産業看護職，そして自身（心理職）も嘱託契約
であれば，週1回・月1回しか事業場へ出向かないこともあるでしょう。その
ようなときに役立つ情報が得られる機関をリストアップしてみましたので，ぜ
ひホームページなどをチェックしてみてください。

1. 情報資源，相談先

　会員等でなくても得られる情報や，無料で相談できる機関，受講できる研修
もあります。上手に活用しましょう。

●産業保健総合支援センター（通称：さんぽセンター）
　産業保健スタッフへの支援や，事業主等に対して職場の健康管理への啓発を
行う機関です。各都道府県に1カ所ずつ設置されており，産業保健スタッフ向
けの研修や相談，情報提供が行われています。厚生労働省所管の（独）労働者
健康安全機構が運営しています。

●地域産業保健センター（通称：地さんぽ）
　50人未満の小規模事業場を対象に，労働者の健康管理（メンタルヘルスを含
む）に係る相談や，健診結果についての医師の意見聴取，長時間労働者に対す
る面接指導，高ストレス者に対する面接指導，個別訪問による産業保健指導の

実施，産業保健に関する情報提供が行われています。各地域の医師会内にあります。

●地域の商工会議所

各地域の商工会議所では，事業者向けのセミナー等が開催されており，メンタルヘルスに関するセミナーや情報提供が行われています。

●保健所／保健センター

健康にかかわる幅広い内容について，電話相談，面談による相談をしており，保健師，医師，精神保健福祉士などの専門職が対応しています。

●精神保健福祉センター

各都道府県・政令指定都市ごとに1カ所ずつ設置されています（「こころの健康センター」などと呼ばれている場合もあります）。こころの健康，精神科医療，社会復帰，アルコール・薬物依存症，ひきこもり，思春期・青年期問題，認知症など精神保健福祉全般にわたる相談を行っています。

●障害者職業センター

全国にある地域障害者職業センターで，障害者に対する専門的な職業リハビリテーションサービス（リワーク），事業主に対する障害者の雇用管理に関する相談・援助，地域の関係機関に対する助言・援助を実施しています。厚生労働省所管の（独）高齢・障害・求職者雇用支援機構が運営しています。

●各労働災害防止団体（中災防，建災防，陸災防，林災防，港災防）

労働災害防止や安全衛生活動の援助や指導を行う機関です。所属する企業が会員社であれば，無料で受けられるセミナーや研修等もありますので，確認してみてください。業種ごとに分けられており，製造業や第三次産業は中央労働災害防止協会（中災防）の管轄となります。その他の業種は次のとおりです。建設業労働災害防止協会（建災防），陸上貨物運送事業労働災害防止協会（陸災防），林業・木材製造業労働災害防止協会（林災防），港湾貨物運送事業労働災害防止協会（港災防）。

● 治療就労両立支援センター
　全国の労災病院内に設置されています。産業保健に明るいスタッフが在籍しているので，事業場の近くに労災病院がある場合はぜひ検索してみてください。

● 各都道府県等の自治体
　例えば，東京都では「TOKYOはたらくネット」内などでメンタルヘルスに関連するイベントや情報提供がされています。

● 産業医学振興財団
　産業医学に関する活動や研究・教育を支援している団体で，研修会の開催や書籍等が発行されています。ホームページには「産業保健情報」として，産業保健に関するトピックスや厚生労働省の情報等が随時更新されています。

● こころの耳
　厚生労働省による，働く人のメンタルヘルス・ポータルサイトです。産業保健スタッフ向けの情報はもちろん，働く人やその家族，上司や事業者など，働く人に関わるすべての人に向けた情報提供がされています。電話やSNSによる相談窓口も設置されています。

● 日本精神科産業医協会
　産業医として活動する精神科医の団体です。ホームページに会員リストも掲載されており，活動地域や所属機関も記載されているので，産業保健に明るい精神科医を探す際のヒントになります。

● 日本生産性本部
　産業の生産性向上を支えるための調査研究等さまざまな活動を行っている団体です。「メンタル・ヘルス研究所」や「健康いきいき職場づくりフォーラム」があり，メンタルヘルスに関連するイベントや情報提供もされています。

● 法テラス

　あらゆる法律に関する内容について相談をすることができます。労働分野であれば，労働基準法や労働安全衛生法の違反に関する内容（過重労働・長時間残業など）について弁護士に相談することができます。

2. ここで仲間を増やそう！

　産業保健をフィールドに活躍する心理職が多く集まる学会・団体を以下にあげます。学会大会等のイベントや研修は，非会員でも参加できることが多いので，ぜひ仲間を探してみてください。

● 日本産業衛生学会（通称：産衛学会）

　産業衛生（保健）に関する国内最大の学会です。会員になると，隔月で学会誌が届き，産業衛生に関する最新の研究知見が得られます。毎年5月に大会，秋に全国協議会が開催されます。また，地方会などもあります。

● 日本産業精神保健学会（通称：産精保）

　職場のメンタルヘルス（産業精神保健）に関する，現場視点を中心とした学会です。会員になると，年5回学会誌が届き，産業精神保健に関する最新の研究知見が得られます。多職種連携に注力しており，心理職の会員も多いです。大会は毎年夏頃に行われます。

● 日本産業ストレス学会（通称：産スト）

　主に，産業ストレス研究に関する学会で，学際的な特徴を持っています。前述した日本産業精神保健学会と会員は重なっている部分もありますが，心理職の会員も多いです。毎年秋から冬頃に大会が開催されています。

● 日本キャリアカウンセリング学会

　産業カウンセリングに関する学会で，2021年4月に日本産業カウンセリング学会から日本キャリアカウンセリング学会へ名称変更されました。会員には産

業カウンセラーやキャリアコンサルタントも多いです。毎年1回大会が開催されています。

●日本産業カウンセラー協会

　産業カウンセラー，シニア産業カウンセラーの養成講座を行っており，産業カウンセラーの育成をはじめ，企業・団体向けの研修や相談事業，個人向けの電話相談活動など幅広く活動しています。毎年5月頃に研究・発表大会が開催され，多くの産業カウンセラーが参加しています。

●日本職業・災害医学会

　職業医学や災害医学に関する研究・教育を基盤に活動している学会です。会員には労災病院の医師，看護職，両立支援に関するスタッフなどが多く在籍しています。

---

3. お役立ち文献

●産業保健，メンタルヘルス全般
[論文]
井上彰臣（2010）職業性ストレスと組織的公正．ストレス科学研究 25；7-13.
小山文彦（2017）メンタルヘルス研究の知見と臨床・産業保健活動との相互補完．産業ストレス研究 24；305-311.
島津明人（2015）ワーク・エンゲイジメントに注目した個人と組織の活性化．日職災医誌 63；205-209.
島津美由紀（2017）心理職が信頼されるために実践していること．産業精神保健 25；20-23.

[書籍]
秋山剛，大野裕（2018）これならできる 中小企業のメンタルヘルス・ガイドブック——主治医の探し方，ストレスチェックからリワークプログラムまで．金剛出版.
中央労働災害防止協会編（2019）事業場内メンタルヘルス推進担当者 必携 改訂第4版．中央労働災害防止協会.
中央労働災害防止協会編（2021）令和3年度 労働衛生のしおり．中央労働災害防止協

会．［毎年改訂］

中央労働災害防止協会編（2021）安全の指標 令和3年度．中央労働災害防止協会．［毎年改訂］

福田真也（2019）働く人のこころのケア・ガイドブック――会社を休むときのQ&A．金剛出版．

川上憲人（2017）基礎からはじめる職場のメンタルヘルス――事例で学ぶ考え方と実践ポイント．大修館書店．

建設業労働災害防止協会（2016）建設業におけるメンタルヘルス対策の進め方．建設業労働災害防止協会．

小山文彦（2011）ココロブルーと脳ブルー――知っておきたい科学としてのメンタルヘルス．産業医学振興財団．

小山文彦（2019）精神科医の話の聴き方10のセオリー．創元社．

松井知子，市川佳居 編（2019）職場ではぐくむレジリエンス――働き方を変える15のポイント．金剛出版．

森 晃爾 編（2021）産業保健ハンドブック 改訂19版．労働調査会．［毎年改訂］

森 晃爾 編（2010）改訂 写真で見る職場巡視のポイント――産業保健ハンドブック③．労働調査会．

日本産業精神保健学会（2011）ここが知りたい職場のメンタルヘルスケア．南山堂．

大西守，廣尚典，市川佳居 編（2017）新訂版 職場のメンタルヘルス100のレシピ．金子書房．

島津明人 編（2018）Q&Aで学ぶワーク・エンゲイジメント――できる職場のつくりかた．金剛出版．

[Web]

島津明人，種市康太郎 編（2018）産業保健スタッフのためのセルフケア支援マニュアル（クイック版）――ストレスチェックと連動した面接の進め方．（http://mental.m.u-tokyo.ac.jp/jstress/セルフケア支援マニュアル（クイック版）.pdf［2020年8月21日閲覧］）

● ストレスチェック
[書籍]

中央労働災害防止協会 編（2017）ストレスチェックを活かす 元気な職場づくり――集団分析から始める職場環境改善．中央労働災害防止協会．

石見忠士（2015）日本で一番やさしい職場のストレスチェック制度の参考書．労働調査会．

河野慶三（2016）ストレスチェック制度担当者必携――より良い効果を上げるために．中央労働災害防止協会．

ストレスチェック実務Q＆A編集委員会 編（2018）集団分析・職場環境改善版 産業
医・産業保健スタッフのためのストレスチェック実務Q&A．産業医学振興財団．

［Web］
厚生労働省．ストレスチェック等の職場におけるメンタルヘルス対策・過重労働対
策等．（https://www.mhlw.go.jp/bunya/roudoukijun/anzeneisei12/index.html ［2021
年8月13日閲覧］）

● **復職支援・両立支援**
［論文］
小山文彦，加島佐知子，亀田美織ほか（2017）労働者健康安全機構『復職（両立支援）
コーディネーター基礎研修』の課題と意義．日職災医誌65；102-106．

［書籍］
小山文彦（2013）治療と仕事の「両立支援」メンタルヘルス不調編──復職可判断の
アセスメント・ツールと活用事例20．労働調査会．
小山文彦（2015）治療と仕事の「両立支援」メンタルヘルス不調編Ⅱ──主治医と職
域間の連携好事例30．労働調査会．
小山文彦（2020）メンタルヘルス不調者に対する復職面接と社内連携．産業精神保健
28；194-199．
中村美奈子（2017）復職支援ハンドブック──休職を成長につなげよう．金剛出版．

［Web］
国立がん研究センター．がん情報サービス．（https://ganjoho.jp/public/index.html
［2021年8月13日閲覧］）
厚生労働省．治療と仕事の両立について．（https://www.mhlw.go.jp/stf/seisakunitsuite/
bunya/0000115267.html ［2021年8月13日閲覧］）
西田俊明，坪井正博，坂本はと恵ほか（2017）仕事とがん治療の両立お役立ちのノート
──働く世代のあなたに．（https://www.mhlw.go.jp/content/000506257.pdf ［2021
年4月27日閲覧］）
労働者健康安全機構（2017）メンタルヘルス不調をかかえた労働者に対する治療と
就労の両立支援マニュアル（平成29年3月）．（https://www.johas.go.jp/Portals/0/
data0/kinrosyashien/pdf/bwt-manual_mentalheath.pdf ［2021年4月27日閲覧］）

●ハラスメント
［書籍］
21世紀職業財団 編（2020）改訂版 誰もがイキイキと働ける職場づくりのために——ハラスメントの背景から対処法までていねいに解説．21世紀職業財団．

［Web］
厚生労働省 あかるい職場応援団．(https://www.no-harassment.mhlw.go.jp/ ［2021年8月13日閲覧]）

●過重労働
堀江正知（2019）過重労働／長時間労働対策・面接指導のQ＆A（How to 産業保健 No.9）．産業医学振興財団．

●法律関係
［論文］
三柴丈典（2018）メンタルヘルスと安全配慮義務．産業精神保健 26（特別号）；109-114.

三柴丈典（2019）産業医の助言・指導・勧告をめぐって——法律家の立場から．産業医学ジャーナル 42；16-24.

淀川亮，三柴丈典（2020）リスクアセスメントを核とした諸外国の労働安全衛生法制度の背景・特徴・効果とわが国への適応可能性に関する調査研究の紹介．労働安全衛生研究 13；173–180.

［書籍］
三柴丈典（2017）使用者の健康・安全配慮義務．日本労働法学会 編：講座 労働法の再生 第3巻——労働条件論の課題．pp.276-296.

労働調査会出版局 編（2021）安衛法便覧 令和3年度版．労働調査会．［毎年改訂］

●障害者雇用支援
高齢・障害・求職者雇用支援機構（2021）令和3年度版 就業支援ハンドブック．

東京都心身障害者福祉センター（2016）高次脳機能障害者地域支援ハンドブック改訂第3版．

● 災害時支援

[論文]

熊坂聡，足立智昭（2015）東日本大震災における災害弱者と支援者の心理的・社会的
状況について──支援者への聞き取り調査を通して．宮城学院女子大学発達科学
研究 15；19-31.

松井豊（2017）東日本大震災における心理学者の支援活動と研究の概観．心理学評論
60；277-284.

[書籍]

森 晃爾 編（2016）災害産業保健入門──産業保健ハンドブック⑦．労働調査会．

日本臨床心理士会 監修，奥村茉莉子 編（2017）こころに寄り添う災害支援．金剛
出版．

[Web]

朝田隆 監修（2015）災害時のこころのケア──心理支援，医療・福祉，生活支
援．筑波大学医学医療系精神医学．（http://www.tsukuba-psychiatry.com/disaster/
procedure/contents/procedure_manual.pdf［2021年8月13日閲覧］）

DPAT事務局．DPAT活動マニュアル Ver.2.1.（https://www.dpat.jp/images/dpat_docu
ments/3.pdf［2021年8月13日閲覧］）

国立精神・神経医療研究センター．精神保健研究所ストレス・災害時こころの情報支
援センター．（https://saigai-kokoro.ncnp.go.jp/［2021年8月13日閲覧］）

内閣府（2012）被災者のこころのケア都道府県対応ガイドライン．（http://www.bousai.
go.jp/taisaku/hisaisyagyousei/pdf/kokoro.pdf［2021年8月13日閲覧］）

日本臨床心理士会（2019）災害支援心理士の活動のためのガイドライン．（http://www.
jsccp.jp/suggestion/sug/pdf/20190320154602_1553064362657879.pdf［2021年8月
13日閲覧］）

日本赤十字社（2004）災害時のこころのケア．（https://www.jrc.or.jp/vcms_lf/care2.
pdf［2021年8月13日閲覧］）

沖縄県（2021）沖縄県DPAT活動マニュアル 令和3年3月改訂版．（https://www.pref.
okinawa.jp/site/hoken/chiikihoken/seishin/documents/okinawaken_dpatkatudou_
manual_2021.pdf［2021年8月13日閲覧］）

労働安全衛生総合研究所．災害時のメンタルヘルスに関する情報のリスト．（https://
www.jniosh.johas.go.jp/publication/mail_mag/2011/34-3-3.html［2021年8月13日
閲覧］）

労働者健康福祉機構（2005）職場における災害時のこころのケアマニュアル．（https://
www.johas.go.jp/Portals/0/data0/oshirase/pdf/kokoro_no_kea.pdf［2021年8月13
日閲覧］）

●コロナウイルス感染症関連

小山文彦（2021）職域で新型コロナウイルスに向き合う⑦──新型コロナウイルス感染症と心理ストレス．産業医学ジャーナル 44；26-30.

小山文彦（2021）働き盛り層にみられる新型コロナウイルスに関連したストレス問題．心と社会 52；29-34.

重村淳，高橋晶，大江美佐里ほか（2020）COVID-19（新型コロナウイルス感染症）が及ぼす心理社会的影響の理解に向けて．トラウマティック・ストレス 18；71-79.

心理的負荷による精神障害の認定基準
別表1 業務による心理的負荷評価表

● 特別な出来事

特別な出来事の類型	心理的負荷の総合評価を「強」とするもの
心理的負荷が極度のもの	・生死にかかわる、極度の苦痛を伴う、又は永久労働不能を伴う後遺障害を残す業務上の病気やケガをした（業務上の傷病により6か月を超 …項目1関連えて療養中に症状が急変し極度の苦痛を伴った場合を含む） ・業務に関連し、他人を死亡させ、又は生死にかかわる重大なケガを負わせた（故意によるものを除く） …項目3関連 ・強姦や、本人の意思を抑圧して行われたわいせつ行為などのセクシュアルハラスメントを受けた …項目37関連 ・その他、上記に準ずる程度の心理的負荷が極度と認められるもの
極度の長時間労働	・発病直前の1か月におおむね160時間を超えるような、又はこれに満たない期間にこれと同程度の（例えば3週間におおむね120時間以上の） …項目16関連時間外労働を行った（休憩時間は少ないが手待ち時間が多い場合等、労働密度が低い場合を除く）

※「特別な出来事」に該当しない場合には、それぞれの関連項目により評価する。

● 特別な出来事以外

（総合評価における共通事項）

1 出来事の状況の評価に共通の視点

出来事後の状況の評価に共通する視点は、表に示す「心理的負荷の総合評価の視点」のほか、以下に該当する状況のうち、著しいものは総合評価を強める要素として考慮する。

① 仕事の裁量性の欠如（他律性、強制性の存在）。具体的には、仕事上の孤独や孤立などを感じた、自分で仕事の順番・やり方を決めることができなくなった、自分の技能や知識を仕事で使うことが要求されなくなった等。

② 職場環境の悪化。具体的には、騒音、照明、温度（暑熱・寒冷）、湿度（多湿）、換気、臭気の悪化等。

③ 職場の支援・協力等（問題への対処等を含む）の欠如。具体的には、仕事のやり方の見直し改善、応援体制の確立、責任の分散等、支援・協力がなされていない等。

④ 上記以外の状況であって、出来事に伴って発生したと認められるもの（他の出来事を評価できるものを除く）。

2 恒常的長時間労働が認められる場合の総合評価

① 具体的出来事の心理的負荷の強度が労働時間を加味せずに「中」程度と評価される場合であって、出来事に恒常的な長時間労働（月100時間程度となる時間外労働）が認められる場合には、総合評価は「強」とする。

② 具体的出来事の心理的負荷の強度が労働時間を加味せずに「中」程度と評価される場合であって、出来事の前に恒常的な長時間労働（月100時間程度となる時間外労働）が認められ、出来事後すぐに（出来事後おおむね10日以内に）発病に至っている場合、又は、出来事後すぐに発病には至っていないが事後対応に多大な労力を費しその後発病した場合、総合評価は「強」とする。

③ 具体的出来事の心理的負荷の強度が、労働時間を加味せずに「弱」程度と評価される場合であって、出来事の前及び後にそれぞれ恒常的な長時間労働（月100時間程度となる時間外労働）が認められる場合には、総合評価は「強」とする。

出来事の類型	平均的な心理的負荷の強度		心理的負荷の総合評価の視点	心理的負荷の強度を「弱」「中」「強」と判断する具体例		
	具体的出来事	心理的負荷の強度 I II III		弱	中	強
1 ①事故や災害の体験	（重度の）病気やケガをした	III ☆	・病気やケガの程度 ・後遺障害の程度、社会復帰の困難性等	【解説】右の程度に至らない病気やケガについて、その程度等から「弱」又は「中」と評価。		○重度の病気やケガをした。 【「強」である例】 ・長期間（おおむね2か月以上）の入院を要する、又は労災の障害年金に該当する若しくは原職への復帰ができなくなる後遺障害を残すような業務上の病気やケガをした ・業務上の傷病により6か月を超えて療養中の者について、当該傷病により社会復帰が困難な状況にあった、死の恐怖や強い苦痛が生じた
2	悲惨な事故や災害の体験、目撃をした	II ☆	・本人が体験した場合、予感させる被害の程度 ・他人の事故を目撃した場合、被害の程度や被害者との関係等	【「弱」になる例】 ・業務に関連し、本人の負傷は軽症・無傷で、悲惨とまではいえない事故等の体験、目撃をした	・悲惨な事故や災害の体験、目撃をした 【「中」である例】 ・業務に関連し、本人の負傷は軽症・無傷で、右の程度に至らない悲惨な事故等の体験、目撃をした	【「強」になる例】 ・業務に関連し、本人の負傷は程度・無傷であったが、自らの死を予感させる程度の事故等を体験した ・業務に関連し、被災者が死亡する事故、多量の出血を伴うような事故等特に悲惨な事故であって、本人が巻き込まれる可能性がある状況や、本人が被災者を救助することができたかもしれない状況や事故を目撃した（傍観者的な立場での目撃は、「強」になることはまれ）
3 ②仕事の失敗、過重な責任の発生等	業務に関連し、重大な人身事故、重大事故を起こした	III ☆	・事故の大きさ、内容及び加害の程度 ・ペナルティ・責任追及の有無及び程度、事後対応の困難性等	【解説】負わせたケガの程度、事後対応の内容等から「弱」又は「中」と評価。		○業務に関連し、重大な人身事故、重大事故を起こした 【「強」である例】 ・業務に関連し、他人に重度の病気やケガ（長期間（おおむね2か月以上）の入院を要する、又は労災の障害年金に該当する若しくは原職への復帰ができなくなる後遺障害を残すような病気やケガ）を負わせ、事故対応にも当たった ・他人に負わせたケガの程度は重度ではないが、事故対応に多大な労力を費した（減給、降格等の重いペナルティを課された、職場の人間関係が著しく悪化した等を含む）

出来事の類型	平均的な心理的負荷の強度			心理的負荷の総合評価の視点	心理的負荷の強度を「弱」「中」「強」と判断する具体例		
	具体的出来事	心理的負荷の強度 I II III			弱	中	強
4 ②仕事の失敗、過重な責任の発生等	会社の経営に影響するなどの重大な仕事上のミスをした	☆（III）		・失敗の大きさ・重大性、社会的反響の大きさ、損害等の程度 ・ペナルティ、責任追及の有無及び程度、事後対応の困難性等	【解説】 ミスの程度、事後対応の内容等から「弱」又は「中」と評価		○会社の経営に影響するなどの重大な仕事上のミスをし、事後対応にも当たった 【「強」である例】 ・会社の経営に影響するなどの重大な仕事上のミス（倒産を招きかねないミス、大幅な業績悪化に繋がるミス、会社の信用を著しく傷つけるミス）をし、事後対応にも当たった ・「会社の経営に影響するなどの重大な仕事上のミス」とまでは言えないが、その事後対応に多大な労力を費した（懲戒処分、降格、月給額を超える賠償責任の追及関係等、職場の人間関係が著しく悪化した等を含む）
5	会社で起きた事故、事件について、責任を問われた	☆（II）		・事故、事件の内容、関与・責任の程度、社会的反響の大きさ等 ・ペナルティの有無及び程度、責任追及の程度、事後対応の困難性等 （注）この項目は、部下が起こした事故・事件、本人が直接起こしたものではない事故・事件について、監督責任等を問われた場合の心理的負荷を評価する。本人が直接引き起こした事故・事件については、項目4で評価する。	【「弱」になる例】 ・軽微な事故、事件（損害等の生じない事態、その後の業務で容易に損害等を回復できる事態、社内でたびたび生じる事態、責任問題とならない事態）等について、何らかの事後対応を行った	○会社で起きた事故、事件について、責任を問われ、何らかの事後対応を行った 【「中」である例】 ・立場や職責に応じて事故、事件の責任（監督責任等）を問われ、何らかの事後対応を行った	【「強」になる例】 ・重大な事故、事件（倒産を招きかねない事態や大幅な業績悪化に繋がる事態、他人を死に至らしめる、又は生死に関わるケガを負わせる事態等）の責任（監督責任等）を問われ、事後対応に多大な労力を費した ・重大とまではいえない事故、事件ではあるが、その責任（監督責任等）を問われ、立場や職責を大きく上回る事後対応を行った（減給、降格等の重いペナルティが課された等を含む）

	出来事の類型	具体的出来事	平均的な心理的負荷の強度			心理的負荷の総合評価の視点	心理的負荷の強度を「弱」「中」「強」と判断する具体例		
			心理的負荷の強度				弱	中	強
			I	II	III				
6	②仕事の失敗、過重な責任の発生等	自分の関係する仕事で多額の損失等が生じた		☆		・損失等の程度、社会的反響の大きさ等 ・事後対応の困難性等 （注）この項目は、取引先の倒産など、多額の損失等が生じたが原因に本人が関与していないものの、それに伴う対応や心理的負荷を評価する。本人のミスによる多額の損失等については、項目4で評価する。	【「弱」になる例】 ・多額とはいえない損失（その後の業務で容易に回復できる損失、社内でたびたび生じる損失等）等が生じ、何らかの事後対応を行った	○自分の関係する仕事で多額の損失等が生じた 【「中」である例】 ・多額の損失等が生じ、何らかの事後対応を行った	【「強」になる例】 ・会社の経営に影響するなどの特に多額の損失（倒産を招きかねない損失、大幅な業績悪化に繋がる損失）が生じ、倒産を回避するための金融機関や取引先等への対応等の事後対応に多大な労力を費やした
7		業務に関連し、違法行為を強要された		☆		・違法性の程度、強要の程度（頻度、方法）等 ・事後のペナルティの程度、事後対応の困難性等	【「弱」になる例】 ・業務に関連し、商慣習としてはまれに行われるような違法行為を求められたが、拒むことにより終了した	○業務に関連し、違法行為を強要された 【「中」である例】 ・業務に関連し、商慣習として違法行為に行われるような違法行為を命じられたが、これに従った	【「強」になる例】 ・業務に関連し、重大な違法行為（人の生命に関わる違法行為、発覚したら会社の信用を著しく傷つける違法行為）を命じられた ・業務に関連し、反対したにもかかわらず、やむなく重大な違法行為を執行した ・業務に関連し、重大な違法行為を命じられ、何度もそれに従った ・業務に関連し、違法行為が発覚し、強要された違法行為が発覚し、事後対応に多大な労力を費やした（重いペナルティを課された等を含む）
8		達成困難なノルマが課された		☆		・ノルマの内容、困難性、強制の程度、達成できなかった場合の影響、ペナルティの有無等 ・その後の業務内容・業務量の程度、職場の人間関係等	【「弱」になる例】 ・同種の経験等を有する労働者であれば達成可能なノルマが課された ・ノルマではない業績目標が示された（当該目標が、達成を強く求められるものではなかった）	○達成困難なノルマが課された 【「中」である例】 ・達成は容易ではないものの、客観的にみて、努力すれば達成可能なノルマが課され、この達成に向けた業務を行った	【「強」になる例】 ・客観的に、相当な努力があっても達成困難なノルマが課され、達成できない場合には重いペナルティがあると予告された

出来事の類型	具体的出来事	平均的な心理的負荷の強度			心理的負荷の総合評価の視点	心理的負荷の強度を「弱」「中」「強」と判断する具体例		
		I	II	III		弱	中	強
9	ノルマが達成できなかった		☆		・達成できなかったことによる経営上の影響度、ペナルティの程度等 ・事後対応の困難性等 (注)期限に至っていない場合でも、達成できない状況が明らかになった場合にはこの項目で評価する。	【「弱」になる例】 ・ノルマが達成できなかったが、何ら事後対応は必要なく、会社から責任を問われることも等もなかった ・業績目標が達成できなかったものの、当該目標の達成は、強く求められていたものではなかった	○ノルマが達成できなかった 【「中」である例】 ・ノルマが達成できなかったことによりペナルティ(昇進の遅れを含む)があった	【「強」になる例】 ・経営に影響するようなノルマ(達成できなかったことにより倒産を招きかねないもの、大幅な業績悪化につながるもの、会社の信用を著しく傷つけるもの等)が達成できず、そのため、事後対応に多大な労力を費した(懲戒処分、降格、左遷、賠償責任の追及等重いペナルティを課されたもの等を含む)
10	新規事業の担当になった、会社の建て直しの担当になった		☆		・新規業務の内容、本人の職責、困難性の程度、能力と業務内容のギャップの程度等 ・その後の業務内容、業務量の程度、職場の人間関係等	【「弱」になる例】 ・軽微な新規事業(新規事業であるが、責任が大きいとはいえないもの)の担当になった	○新規事業の担当になった、会社の建て直しの担当になった 【「中」である例】 ・新規事業等(新規プロジェクト、新規の研究開発、会社全体や不採算部門の建て直し等、成功に対する期待とそれによりがいも大きいが責任も大きい業務)の担当になった	【「強」になる例】 ・経営に重大な影響のある新規事業(失敗した場合に倒産を招きかねないもの、大幅な業績悪化につながるもの、会社の信用を著しく傷つけるもの、成功した場合に会社の新たな主要事業になるもの等)の担当になり、事業の成否に重大な責任のある立場に就き、当該業務に当たった
11	顧客や取引先から無理な注文を受けた		☆		・顧客・取引先の重要性、要求の内容等 ・事後対応の困難性等	【「弱」になる例】 ・同種の経験等を有する労働者であれば達成可能な注文を出され、業務内容・業務量をある程度変更した	○顧客や取引先から無理な注文を受けた 【「中」である例】 ・業務に関連して、顧客や取引先から無理な注文(大幅な値下げや納期の繰上げ、度重なる設計変更等)を受け、何らかの事後対応を行った	【「強」になる例】 ・通常なら拒むことが明らかな注文(業績の著しい悪化が予想される注文、違法行為を内包する注文等)ではあるが、重要な顧客や取引先からのものであるためこれを受け、他部門や別の取引先との困難な調整に当たった

②仕事の失敗、過重な責任の発生等

出来事の類型		平均的な心理的負荷の強度				心理的負荷の総合評価の視点	心理的負荷の強度を「弱」「中」「強」と判断する具体例		
		具体的出来事	I	II	III		弱	中	強
12	②仕事の失敗、過重な責任の発生等	顧客や取引先からクレームを受けた		☆		・顧客・取引先の重要性、会社に与えた損害の内容、程度 ・事後対応の困難性 (注)この項目は、本人に過失のないクレームについて評価する。本人のミスによるものは、項目4で評価する。	【「弱」になる例】 ・顧客等からクレームを受けたが、特に対応を求められるものではなく、取引関係や、業務内容・業務量に大きな変化もなかった	○顧客や取引先からクレームを受けた例 【「中」である例】 ・業務に関連して、顧客や取引先からのクレーム（納品物の不合の指摘等その内容が妥当なもの）を受けた	【「強」になる例】 ・顧客や取引先から重大なクレーム（大口の顧客等の喪失を招きかねないもの、会社の信用を著しく傷つけるもの等）を受け、その解消のために他部門や別の取引先と困難な調整に当たった
13		大きな説明会や公式の場で発表を強いられた	☆			・説明会等の規模、業務内容と説明内容のギャップ、強要、責任、事前準備の程度等	○大きな説明会や公式の場での発表を強いられた	【解説】 説明会等の内容や事前準備の程度、本人の経験等から評価するが、「強」になることはまれ	
14		上司が不在になることにより、その代行を任された	☆			・代行した業務の内容、本来業務との関係、能力・経験とのギャップ、職場の人間関係等 ・代行期間等	○上司が不在になることにより、その代行を任された	【解説】 代行により課せられた責任の程度、その期間や代行した業務内容、本人の経験等とのギャップ等から評価するが、「強」になることはまれ	
15	③仕事の量・質	仕事内容・仕事量の大きな変化を生じさせる出来事があった		☆		・業務の困難性、能力・経験と業務内容のギャップ等 ・時間外労働、休日労働、業務の密度の変化の程度、仕事内容、責任の変化の程度等 (注)発病前おおむね6か月において、時間外労働時間数に変化がみられる場合には、他の項目で評価される場合でも、この項目でも評価する。	【「弱」になる例】 ・仕事内容の変化が容易に対応できるもの（※）であり、変化後の業務の負荷が大きくなかった ※会議・研修等への参加の強制、職場のOA化の進度、部下の増加、同一事業場内の所属部署の統合、担当外業務としての非正規社員の教育等 ・仕事量（時間外労働時間数等）に、「中」に至らない程度の変化があった	○仕事内容・仕事量の大きな変化を生じさせる出来事があった 【「中」である例】 ・担当業務内容の変更、取引量の急増等により、仕事内容、仕事量の大きな変化（業務の大きな変化や質的な変化、仕事量としてはおおむね20時間以上増加し1月当たりおおむね45時間以上となるなど）が生じた	【「強」になる例】 ・仕事量が著しく増えて時間外労働も大幅に増える（倍以上に増える、1月当たりおおむね100時間以上となる）などの状況になり、その後の業務に多大な労力を費やした状態（休日・休日を確保するのが困難なほどとなった等を含む）

出来事の類型	具体的出来事	平均的な心理的負荷の強度 心理的負荷の強度 I	II	III	心理的負荷の総合評価の視点	心理的負荷の強度を「弱」「中」「強」と判断する具体例 弱	中	強
16	1か月に80時間以上の時間外労働を行った			☆	・業務の困難性 ・長時間労働の継続期間 (注)この項目の「時間外労働」は、すべて休日労働時間を含む。	【「弱」になる例】 ・1か月に80時間未満の時間外労働を行った (注)他の項目で評価されない場合のみ評価する。	○1か月に80時間以上の時間外労働を行った (注)他の項目で評価できない場合のみ評価する。	【「強」になる例】 ・発病直前の連続した2か月間に、1月当たりおおむね120時間以上の時間外労働を行い、その業務内容が通常その程度の労働時間を要するものであった ・発病直前の連続した3か月間に、1月当たりおおむね100時間以上の時間外労働を行い、その業務内容が通常その程度の労働時間を要するものであった
17	③仕事の量・質 2週間以上にわたって連続勤務を行った			☆	・業務の困難性、能力・経験と業務内容のギャップ等 ・時間外労働、休日労働、業務密度の変化の程度、業務の内容、責任の程度等	【「弱」になる例】 ・休日労働を行った	○2週間(12日)以上にわたって連続勤務を行った 【「中」である例】 ・平日の時間外労働だけでは対応できないような業務量がある、休日に対応しなければならない等の事情により、2週間(12日)以上にわたって連続勤務を行った (1日あたりの労働時間が特に短い場合、手待ち時間が多い等の労働密度が低い場合を除く)	【「強」になる例】 ・1か月以上にわたって連続勤務を行った ・2週間(12日)以上にわたって連続勤務を行い、その間、連日、深夜時間帯に及ぶ時間外労働を行った(いずれも、1日あたりの労働時間が特に短い場合、手待ち時間が多い等の労働密度が特に低い場合を除く)
18	勤務形態に変化があった	☆			・交替制勤務、深夜勤務等への変化の程度、変化後の状況等	○勤務形態に変化があった	【解説】 変更後の勤務形態の内容、一般的な日常生活とのギャップ等から評価するが、「強」になることはまれ	
19	仕事のペース、活動の変化があった	☆			・変化の程度、強制性、変化後の状況等	○仕事のペース、活動の変化があった	【解説】 仕事のペースの変化の程度、労働者の過去の経験等とのギャップ等から評価するが、「強」になることはまれ	

出来事の類型	具体的出来事	平均的な心理的負荷の強度			心理的負荷の総合評価の視点	心理的負荷の強度を「弱」「中」「強」と判断する具体例		
		心理的負荷の強度 I	II	III		弱	中	強
20	退職を強要された			☆	・解雇又は退職強要の経過、強要の程度、職場の人間関係等 （注）ここでいう「解雇又は退職強要」には、労働契約の形式上期間を定めて雇用されている者であっても、当該契約が期間の定めのない契約と実質的に異ならない状態となっている場合の雇止めの通知を含む。	【解説】 退職勧奨が行われたが、その方法、頻度等からして強要とはいえない場合には、その方法等から「弱」又は「中」と評価する。		○退職を強要された 【「強」である例】 ・退職の意思のないことを表明しているにもかかわらず、執拗に退職を求められた ・恐怖感を抱かせる方法を用いて退職勧奨された ・突然解雇の通告を受け、何ら理由が説明されることなく、説明を求めても応じられず、撤回を求めても応じられることもなかった
21 ④役割・地位等の変化等	配置転換があった		☆		・職種、職務の変化の程度、配置転換の理由・経過等 ・業務の困難度、能力・経験と業務内容のギャップ等 ・その後の業務内容、業務量の程度、職場の人間関係等 （注）出向を含む。	【「弱」になる例】 ・以前に経験した業務等、配置転換後の業務が容易に対応できるものであり、変化後の業務の負荷が軽微であった	○配置転換があった （注）ここでいう「配置転換」は、所属部署（担当係等）、勤務場所の変更を指し、転居を伴うものを除く。	【「強」になる例】 ・過去に経験した業務と全く異なる質の業務に従事することとなったため、配置転換後の業務に対応するのに多大な労力を費した ・配置転換後の地位が、過去の経験からみて異例なほど重い責任が課されるものであった ・左遷された（明らかな降格であって配置転換という名目であっても実質的には左遷である）ものであり、職場内で孤立した状況になった
22	転勤をした		☆		・職種、職務の変化の程度、転勤の理由・経過、単身赴任の有無、海外の治安の状況等 ・業務の困難度、能力・経験と業務内容のギャップ等 ・その後の業務内容、業務量の程度、職場の人間関係等	【「弱」になる例】 ・以前に経験した場所である等、転勤後の業務に対応できるものであり、変化後の業務の負荷が軽微であった	○転勤をした （注）ここでいう「転勤」は、勤務場所の変更であって転居を伴うものを指す。 なお、業務内容の変化についての評価は、項目21に準じて判断する。	【「強」になる例】 ・転勤先は初めて赴任する外国であって現地の治安状況が不安といったような事情から、転勤後の業務遂行に著しい困難を伴った

出来事の類型	具体的出来事	平均的な心理的負荷の強度			心理的負荷の総合評価の視点	心理的負荷の強度を「弱」「中」「強」と判断する具体例		
		Ⅰ	Ⅱ	Ⅲ		弱	中	強
④役割・地位の変化等	23 複数名で担当していた業務を1人で担当するようになった		☆		・業務の変化の程度等 ・その後の業務内容、業務量の程度、職場の人間関係等	【「弱」になる例】 ・複数名で担当していた業務を一人で担当するようになったが、業務内容・業務量はほとんど変化がなかった	○複数名で担当していた業務を一人で担当するようになった。 【「中」である例】 ・複数名で担当していた業務を一人で担当するようになり、業務内容・業務量に何らかの変化があった	【「強」になる例】 ・業務を一人で担当するようになったため、業務量が著しく増加し時間外労働も大幅に増えるなどの状況になり、かつ、必要な休息・休日も取れない等心身の緊張を強いられるような状態となった
	24 非正規社員であるとの理由等により、仕事上の差別、不利益取扱いを受けた		☆		・差別・不利益取扱いの理由・経緯、内容、程度、職場の人間関係等 ・その継続する状況	【「弱」になる例】 ・社員間に処遇の差異があるが、その差は小さいものであった	○非正規社員であるとの理由等により、仕事上の差別、不利益取扱いを受けた 【「中」である例】 ・非正規社員であるとの理由その他の理由により、仕事上の差別、不利益取扱いを受け、業務の遂行から疎外・排除される取扱いを受けた	【「強」になる例】 ・仕事上の差別、不利益取扱いの程度が著しく大きく、人格を否定するようなものであって、かつ、これが継続した
	25 自分の昇格・昇進があった	☆			・職務・責任の変化の程度等 ・その後の職場環境、職場の人間関係等	○自分の昇格・昇進があった	【解説】本人の経験等と著しく乖離した責任が課せられる等の場合に、昇進後の職務、業務内容等から評価するが、「強」になることはまれ	
	26 部下が減った		☆		・職場における役割・位置付けの変化、業務の内容・程度等 ・その後の業務内容、職場の人間関係等	○部下が減った	【解説】部下の減少がペナルティの意味を持つものである等の場合に、「強」になることはまれ	
	27 早期退職制度の対象となった		☆		・対象者選定の合理性、代償措置の内容、制度の事前周知の状況、その後の状況、職場の人間関係等	○早期退職制度の対象となった	【解説】早期退職制度の創設が突然であり退職までの期間が短い等の場合に、対象者選定の基準等から評価するが、「強」になることはまれ	

出来事の類型	具体的出来事	I	II	III	心理的負荷の総合評価の視点	弱	中	強
28 ④役割・地位等の変化等	非正規社員である自分の契約満了が迫った		☆		・契約締結時、期間満了前の説明の有無、その内容、その後の状況、職場の人間関係等	○非正規社員である自分の契約満了が迫った	【解説】事前の説明に反した突然の契約終了（届止め）通告であり契約終了までの期間が短かった等の場合に、その経過等から評価するが、「強」になることは含まれない	
29 ⑤パワーハラスメント	上司等から、身体的攻撃、精神的攻撃等のパワーハラスメントを受けた			☆	・指導・叱責等の言動に至る経緯や状況 ・身体的攻撃、精神的攻撃等の内容、程度等 ・反復・継続など執拗性の状況 ・就業環境を害する程度 ・会社の対応の有無及び内容、改善の状況 (注)当該出来事の評価対象とならない対人関係のトラブルは、出来事類型「対人関係」の各出来事で評価する。 (注)「上司等」には、職務上の地位が上位の者のほか、同僚又は部下であっても、業務上必要な知識や豊富な経験を有しており、その者の協力が得られなければ業務の円滑な遂行を行うことが困難な場合、同僚又は部下からの集団による行為でこれに抵抗又は拒絶することが困難である場合も含む。	【解説】上司等による身体的攻撃、精神的攻撃等が「強」に至らない場合、心理的負荷の総合評価の視点から評価し「中」又は「弱」と評価 【「弱」になる例】・上司等による「中」に至らない程度の身体的攻撃、精神的攻撃が行われた場合	【「中」になる例】・上司等による次のような身体的攻撃・精神的攻撃が行われ、行為が反復・継続していないもの・治療を要さない程度の暴行による身体的攻撃・人格を否定するような、業務上明らかに必要性がない又は業務の目的を大きく逸脱した精神的攻撃・必要以上に長時間にわたる大声での叱責、他の労働者の面前における威圧的な叱責など、態様や手段が社会通念に照らして許容される範囲を超える精神的攻撃・心理的負荷としては「中」程度の身体的攻撃	【「強」である例】○上司等から、身体的攻撃、精神的攻撃等のパワーハラスメントを受けた場合・上司等から、治療を要する程度の暴行等の身体的攻撃を受けた場合・上司等から、暴行等の身体的攻撃を執拗に受けた場合・人格や人間性を否定するような、業務上明らかに必要性がない又は業務の目的を大きく逸脱した精神的攻撃が執拗に行われた場合・心理的負荷としては「中」程度の身体的攻撃、精神的攻撃を受けた場合であって、会社に相談しても適切な対応がなく、改善されなかった場合
30 ⑥対人関係	同僚等から、暴行又はひどいいじめ・嫌がらせを受けた			☆	・暴行又はいじめ・嫌がらせの内容、程度等・反復・継続など執拗性の状況・会社の対応の有無及び内容、改善の状況	【解説】同僚等による暴行又はいじめ・嫌がらせが「強」に至らない場合、心理的負荷の総合評価の視点から評価し「中」又は「弱」と評価		○同僚等から、暴行又はひどいいじめ・嫌がらせを受けた

出来事の類型	具体的出来事	平均的な心理的負荷の強度			心理的負荷の総合評価の視点	心理的負荷の強度を「弱」「中」「強」と判断する具体例		
		I	II	III		弱	中	強
30	同僚等から、暴行又は（ひどい）いじめ・嫌がらせを受けた			☆	・暴行又はいじめ・嫌がらせの内容、程度等 ・反復・継続など執拗性の状況 ・会社の対応の有無及び内容、改善の状況	【「弱」になる例】 ・同僚等から、「中」に至らない程度の言動を受けた場合	【「中」になる例】 ・同僚等から、治療を要さない程度の暴行を受け、行為が反復・継続していない場合 ・同僚等から、人格や人間性を否定するような言動を受け、行為が反復・継続していない場合	【「強」である例】 ・同僚等から、治療を要する程度の暴行等を受けた場合 ・同僚等から、暴行等を執拗に受けた場合 ・同僚等から、人格や人間性を否定するような執拗な言動を受けた場合 ・心理的負荷としては「中」程度の暴行又はいじめ・嫌がらせを受けた場合であって、会社に相談しても適切な対応がなく、改善されなかった場合
31 ⑥対人関係	上司とのトラブルがあった		☆		・トラブルの内容、程度等 ・その後の業務への支障等	【「弱」になる例】 ・上司から、業務指導の範囲内である指導・叱責を受けた ・業務をめぐる方針等において、上司との考え方の相違が生じた（客観的にはトラブルとはいえないものを含む）	【「中」である例】 ・上司から、業務指導の範囲内である強い指導・叱責を受けた ・業務をめぐる方針等において、周囲からも客観的に認識されるような対立が上司との間に生じた	【「強」になる例】 ・業務をめぐる方針等において、周囲からも客観的に認識されるような大きな対立が上司との間に生じ、その後の業務に大きな支障を来した
32	同僚とのトラブルがあった		☆		・トラブルの内容、程度、同僚との職務上の関係等 ・その後の業務への支障等	【「弱」になる例】 ・業務をめぐる方針等において、同僚との考え方の相違が生じた（客観的にはトラブルとはいえないものを含む）	【「中」である例】 ・業務をめぐる方針等において、周囲からも客観的に認識されるような対立が同僚との間に生じた	【「強」になる例】 ・業務をめぐる方針等において、周囲からも客観的に認識されるような大きな対立が多数の同僚との間に生じ、その後の業務に大きな支障を来した
33	部下とのトラブルがあった		☆		・トラブルの内容、程度等 ・その後の業務への支障等	【「弱」になる例】 ・業務をめぐる方針等において、部下との考え方の相違が生じた（客観的にはトラブルとはいえないものを含む）	【「中」である例】 ・業務をめぐる方針等において、周囲からも客観的に認識されるような対立が部下との間に生じた	【「強」になる例】 ・業務をめぐる方針等において、周囲からも客観的に認識されるような大きな対立が多数の部下との間に生じ、その後の業務に大きな支障を来した

出来事の類型	具体的出来事	平均的な心理的負荷の強度 心理的負荷の強度 I	II	III	心理的負荷の総合評価の視点	弱	中	強
34 ⑥対人関係	理解してくれていた人の異動があった	☆				○理解してくれていた人の異動があった		
35	上司が替わった		☆		(注)上司が替わったことにより、当該上司との関係に問題が生じた場合には、項目30で評価する	○上司が替わった		
36	同僚等の昇進・昇格があり、昇進で先を越された		☆			○同僚等の昇進・昇格があり、昇進で先を越された		
37 ⑦セクシュアルハラスメント	セクシュアルハラスメントを受けた		☆		・セクシュアルハラスメントの内容、程度等 ・その継続する状況 ・会社の対応の有無及び内容、改善の状況、職場の人間関係等	【「弱」になる例】 ・「○○ちゃん」等のセクシュアルハラスメントに当たる発言をされた場合 ・職場内に水着姿の女性のポスター等を掲示された場合	○セクシュアルハラスメントを受けた 【「中」である例】 ・胸や腰等への身体接触を含むセクシュアルハラスメントであって、行為は継続していないが、会社に相談しても適切な対応がなく、改善され又は会社への相談等の後に職場の人間関係が悪化した場合 ・身体接触のない性的な発言のみのセクシュアルハラスメントであって、発言が継続していない場合 ・身体接触のない性的な発言のみのセクシュアルハラスメントであって、複数回行われたものの、会社が適切かつ迅速に対応し発言者がそれを継続しなかった場合	【「強」になる例】 ・胸や腰等への身体接触を含むセクシュアルハラスメントであって、継続して行われた場合 ・胸や腰等への身体接触を含むセクシュアルハラスメントであって、行為は継続しており、会社に相談しても適切な対応がなく、改善されなかった又は会社への相談等の後に職場の人間関係が悪化した場合 ・身体接触のない性的な発言のみのセクシュアルハラスメントであって、性的な発言が継続してなされ、かつ会社がこれを把握していても適切な対応がなく、改善がなされなかった場合 ・身体接触のない性的な発言のみのセクシュアルハラスメントであって、複数回行われ、かつ会社がセクシュアルハラスメントがあると把握していても適切な対応がなく、改善がなされなかった場合

索　引

編著者略歴

小山文彦（こやま ふみひこ）

東邦大学産業精神保健職場復帰支援センター（佐倉）センター長・教授。
広島県尾道市出身。1991年，徳島大学医学部卒業。岡山大学病院，香川労災病院などでストレス関連疾患の診療を経て，2004年より独立行政法人労働者健康安全機構で労災疾病等研究事業，厚生労働省委託「治療と仕事の両立支援」事業などを担当。2016年10月より現職。
医学博士，精神保健指定医，日医認定産業医，日本精神神経学会専門医・指導医，日本産業精神保健学会理事，日本外来精神医療学会常任理事，日本精神科産業医協会理事，日本職業・災害医学会評議員・労災補償指導医，人事院健康専門委員，東京産業保健総合支援センター産業保健相談員などを務める。
著書に『ココロブルーと脳ブルー──知っておきたい科学としてのメンタルヘルス』（産業医学振興財団），『治療と仕事の「両立支援」メンタルヘルス不調編──復職可判断のアセスメント・ツールと活用事例20』（労働調査会），『主治医と職域間の連携好事例30──治療と仕事の「両立支援」メンタルヘルス不調編Ⅱ』（労働調査会），『精神科医の話の聴き方10のセオリー』（創元社）などがある。

しん り しょく
さん ぎょう ほ けん にゅう もん
心理職のための産業保健入門

2021年12月 1 日　印刷
2021年12月10日　発行

編著者 ── 小山文彦

発行者 ── 立石正信
発行所 ── 株式会社 金剛出版
　　　　〒112-0005 東京都文京区水道1-5-16　電話 03-3815-6661　振替 00120-6-34848
装丁◉山田知子（chichols）　　装画・本文イラスト◉須山奈津希　　組版◉石倉康次
印刷・製本◉モリモト印刷

ISBN978-4-7724-1861-4 C3011　　©2021 Printed in Japan

働く人のこころのケア・ガイドブック
会社を休むときのQ&A

［著］＝福田真也

四六判　並製　272頁　定価 2,860円

産業医経験も豊富でリワークも手掛けるベテラン精神科医が，
働く患者さんから実際に寄せられる相談・質問に答えた
Q&Aが182問！

職場ではぐくむ
レジリエンス
働き方を変える15のポイント

編＝松井知子　市川佳居

A5判　並製　244頁　定価 3,300円

現代のストレス社会を生き抜くカギは
「レジリエンス」（回復力）！
職場におけるレジリエンス育成の15のポイントを解説。

Q&Aで学ぶ
ワーク・エンゲイジメント
できる職場のつくりかた

編集代表＝島津明人
編集＝市川佳居　江口尚　大塚泰正　種市康太郎 ほか

A5判　並製　192頁　定価 2,420円

働きたくなる職場のつくりかたがQ&Aで今わかる・今できる！
ワーク・エンゲイジメントを高めて，
社員が喜ぶ「働き方改革」しませんか？

価格は10％税込です。